AF280771

extrasystolen: verstehen, behandeln, angstfrei sein.

extrasystolen: verstehen, behandeln, angstfrei sein.

Claus-Henning Grüger-Rörden

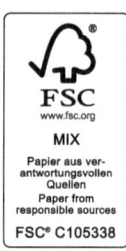

Bibliografische Information der Deutschen Nationalbibliothek: Die Deutsche Nationalbibliothek verzeichnet diese Publikation in der Deutschen Nationalbibliografie; detaillierte bibliografische Daten sind im Internet über dnb.dnb.de abrufbar.

Verlag: BoD · Books on Demand GmbH, In de Tarpen 42, 22848 Norderstedt, **bod@bod.de**

Druck: Libri Plureos GmbH, Friedensallee 273, 22763 Hamburg

ISBN: 978-3-7693-3910-9

„ES MUSS VON HERZEN KOMMEN, WAS AUF HERZEN WIRKEN SOLL. " (JOHANN WOLFGANG VON GOETHE)

Inhaltsverzeichnis

Hinweis zur Nutzung dieses Buches

Die in diesem Buch bereitgestellten Informationen wurden mit größter Sorgfalt und nach bestem Wissen und Gewissen zusammengestellt. Ziel ist es, Betroffenen von Extrasystolen fundiertes Wissen, Orientierung und Unterstützung zu bieten. Dennoch möchten wir ausdrücklich darauf hinweisen:

1. **Kein Ersatz für medizinische Beratung** Die bereitgestellten Inhalte dienen ausschließlich der allgemeinen Information. Sie ersetzen keinesfalls eine individuelle ärztliche Beratung, Diagnose oder Behandlung. Jede Leserin und jeder Leser werden dringend angeraten, bei gesundheitlichen Beschwerden oder Unsicherheiten einen qualifizierten Arzt oder eine Ärztin zu konsultieren.

2. **Änderungen bei Medikation und Therapien** Änderungen an bestehenden Medikamenten, Therapien oder Behandlungsplänen sollten niemals ohne Rücksprache mit dem behandelnden Arzt oder der behandelnden Ärztin vorgenommen werden. Nur medizinisches Fachpersonal kann eine auf den individuellen Gesundheitszustand abgestimmte Behandlung sicherstellen.

3. **Eigenverantwortliches Handeln** Die Anwendung der hier dargestellten Informationen erfolgt auf eigenes Risiko und in eigener Verantwortung. Weder der Autor noch die Herausgeber übernehmen Haftung für etwaige

Schäden oder Nachteile, die sich aus der Anwendung der Inhalte ergeben könnten.

4. **Quellen und Erfahrungen** Die dargestellten Informationen basieren unter anderem auf einer umfassenden Auswertung von über 10.000 Beiträgen aus der Online-Plattform www.extrasystolen-forum.de. Es handelt sich dabei um Erfahrungsberichte und Austausch von Betroffenen für Betroffene. Diese Inhalte sind wertvoll, ersetzen jedoch keine professionelle medizinische Beratung.

5. **Ärztliche Diagnostik bleibt unerlässlich** Extrasystolen können viele Ursachen haben, von harmlosen Auslösern bis hin zu ernsteren Herzkrankheiten. Eine fundierte medizinische Abklärung ist unerlässlich, um die Ursache zu bestimmen und angemessen darauf zu reagieren.

Abschließender Hinweis: Dieses Buch versteht sich als unterstützende und informative Ressource für Menschen mit Extrasystolen. Es wurde mit dem Ziel erstellt, Verständnis und Selbsthilfe zu fördern, nicht jedoch, um medizinische Fachkräfte oder individuell abgestimmte Therapien zu ersetzen. Bitte nehmen Sie alle Informationen als Ergänzung zu, nicht als Ersatz für, ärztliche und therapeutische Maßnahmen.

Selbst lebe ich seit über 30 Jahren mit Extrasystolen und kann daher auf ein umfangreiches Wissen und einen weitläufigen Erfahrungsschatz zum Thema zurückgreifen.

Der größte Erfahrungsschatz ist jedoch das von mir betriebene Forum www.extraystolen-forum.de und an dieser Stelle möchte ich allen Nutzerinnen und Nutzern danken, die das Forum seit mehr als 20 Jahren mit ihren Beiträgen bereichern.

Hörup im Januar 2025

Claus-Henning Grüger-Rörden

Vorwort: Orientierung und Hoffnung für Menschen mit Extrasystolen

Extrasystolen – dieses scheinbar kleine Stolpern des Herzens – können für viele Betroffene eine große Herausforderung darstellen. Was medizinisch oft als harmlos eingestuft wird, fühlt sich für diejenigen, die es spüren, jedoch alles andere als harmlos an. Das plötzliche Herzklopfen, das Aussetzen eines Schlags oder das Gefühl, als ob das Herz einen Moment die Kontrolle verloren hätte – all das kann verunsichern, Angst auslösen und die Lebensqualität beeinträchtigen.

Dieses Buch richtet sich an Menschen, die unter Extrasystolen leiden und die sich auf die Suche nach Antworten, Ursachen und Lösungen machen möchten. Es soll nicht nur informieren, sondern auch beruhigen, Orientierung geben und Perspektiven aufzeigen, wie Sie trotz Extrasystolen ein erfülltes Leben führen können.

Das Herz: Ihr persönliches Naturwunder

Ihr Herz ist ein wahres Meisterwerk. Es schlägt Tag und Nacht für Sie, unermüdlich, und sorgt dafür, dass jede Zelle Ihres Körpers mit Sauerstoff und Nährstoffen versorgt wird. Im Laufe eines Lebens schlägt es fast drei Milliarden Mal und pumpt über 200 Millionen Liter Blut durch Ihren Körper – eine unglaubliche Leistung. Doch wie jedes Wunderwerk ist auch das Herz nicht frei von gelegentlichen „Fehlzündungen". Extrasystolen gehören dazu und treten bei nahezu jedem Menschen auf, häufig sogar ohne dass sie bemerkt werden.

Warum nehmen Sie sie dann so stark wahr? Warum beeinträchtigen sie Sie vielleicht, während andere sie kaum bemerken? Diese Fragen gehören zu den zentralen Themen dieses Buches. Es geht darum, Ihnen Wissen zu vermitteln, damit Sie die Mechanismen verstehen, die hinter Extrasystolen stehen, und die Werkzeuge an die Hand bekommen, um Ihre Situation zu verbessern.

Wissen als Schlüssel zur Beruhigung

Extrasystolen sind für die meisten Menschen harmlos. Doch dieser Satz – so wissenschaftlich korrekt er auch sein mag – bietet oft wenig Trost für Betroffene, die die Stolperer ihres Herzens spüren und sie vielleicht mit etwas Bedrohlichem verbinden. Angst vor dem plötzlichen Herztod, vor einem Herzinfarkt oder einer schwerwiegenden Erkrankung ist verständlich, aber in den meisten Fällen unbegründet.

Der erste Schritt zur Beruhigung ist Wissen. Je besser Sie verstehen, was in Ihrem Herzen vorgeht, desto mehr werden Sie lernen, Ihre Extrasystolen zu akzeptieren und Ihre Angst zu lindern. Dieses Buch erklärt die medizinischen Hintergründe von Extrasystolen – von den unterschiedlichen Arten (supraventrikulär oder ventrikulär) bis hin zu den Faktoren, die sie auslösen können. Es beleuchtet, warum Ihr Herz manchmal aus dem Takt gerät, und wie Sie dies als Signal Ihres Körpers verstehen können, besser auf sich zu achten.

Die Suche nach Ursachen

Extrasystolen können viele Ursachen haben. Manche sind offensichtlich, wie Stress, Schlafmangel oder übermäßiger Koffeinkonsum. Andere sind subtiler, wie Elektrolytstörungen, hormonelle Schwankungen oder Entzündungen im Körper. Dieses Buch wird Ihnen helfen, die möglichen Ursachen Ihrer Extrasystolen zu identifizieren. Es gibt Ihnen praktische Werkzeuge an die Hand, um herauszufinden, welche Trigger in Ihrem Fall eine Rolle spielen.

Besonders wichtig ist die medizinische Abklärung. In einem der Kapitel erfahren Sie, welche diagnostischen Schritte sinnvoll sind – von Langzeit-EKGs und Bluttests bis hin zu modernsten Untersuchungsmethoden wie der kardialen Magnetresonanztomographie (MRT). Das Ziel ist, Ihnen die Sicherheit zu geben, dass keine zugrunde liegende Erkrankung übersehen wird und Sie eine klare Einschätzung Ihres Herzens erhalten.

Ein Herz voller Einflussfaktoren

Das Herz ist nicht nur ein Organ, das mechanisch arbeitet – es ist zutiefst mit Ihrem gesamten Körper und Ihrer Psyche verbunden. Stress, Angst und Überforderung können das Herz genauso beeinflussen wie Ihre Ernährung oder Ihr Schlafverhalten. In diesem Buch lernen Sie, wie eng Herz und Nervensystem zusammenarbeiten und warum Entspannungstechniken, Atemübungen und ein gesunder Lebensstil entscheidend sein können, um Ihre Extrasystolen zu lindern.

Besonders für Frauen gibt es eigene Herausforderungen, die wir beleuchten: hormonelle Veränderungen während des Menstruationszyklus, der Schwangerschaft oder in den Wechseljahren können Extrasystolen verstärken. Ebenso gibt es für Männer spezifische Risikofaktoren, etwa ein höheres Risiko für ventrikuläre Extrasystolen bei Herzkrankheiten.

Was können Sie tun?

Dieses Buch gibt Ihnen zahlreiche Strategien an die Hand, mit denen Sie Ihre Extrasystolen aktiv beeinflussen können. Sie erfahren, welche Nahrungsmittel Extrasystolen fördern – etwa Koffein, Alkohol oder zuckerreiche Speisen – und welche sie möglicherweise lindern können, wie magnesium- und kaliumreiche Lebensmittel. Sie lernen, wie Sie Ihr Stressniveau senken und mit kleinen Veränderungen in Ihrem Alltag eine große Wirkung erzielen können.

Für diejenigen, die medizinische Unterstützung suchen, bieten wir eine Übersicht über die neuesten Behandlungsansätze: von medikamentösen Therapien bis hin zu fortschrittlichen Eingriffen wie der Ablation, die in bestimmten Fällen Extrasystolen dauerhaft beseitigen können. Auch alternative Ansätze wie Homöopathie, Akupunktur oder die Rolle von Bewegung und Sport werden beleuchtet.

Angst überwinden und Vertrauen gewinnen

Ein großes Thema für viele Menschen mit Extrasystolen ist die Angst. Die Unsicherheit, wann das nächste Stolpern kommt, und die Sorge, dass es vielleicht doch gefährlich sein könnte, belasten Körper und Geist. Dieses Buch zeigt Ihnen, wie Sie diese Angst durch Wissen und Vertrauen überwinden können. Es enthält Anleitungen für Achtsamkeitsübungen, Traumreisen und mentale Techniken, die Ihnen helfen, Frieden mit Ihrem Herzen zu schließen.

Ihr Herz ist nicht Ihr Feind – es ist Ihr lebenslanger Begleiter. Extrasystolen sind kein Zeichen von Schwäche, sondern eine Erinnerung daran, achtsam mit sich selbst zu sein. Indem Sie lernen, diese Stolperer nicht zu bekämpfen, sondern zu verstehen und anzunehmen, können Sie Ihre Lebensqualität nachhaltig verbessern.

Gemeinsam Lösungen finden

Viele Betroffene fühlen sich mit ihren Extrasystolen allein. Doch Sie sind nicht allein. Es gibt zahlreiche Selbsthilfegruppen, Foren und Netzwerke, in denen Sie sich mit anderen austauschen können.

Das Ziel dieses Buches ist es, Ihnen zu zeigen, dass Sie Ihr Leben trotz Extrasystolen genießen können. Sie können nicht nur die Kontrolle über Ihr Wohlbefinden zurückgewinnen, sondern auch lernen, das Wunderwerk Ihres Herzens zu schätzen.

Ein neues Verständnis für Ihr Herz

Am Ende dieser Reise werden Sie Ihr Herz vielleicht mit neuen Augen sehen. Sie werden verstehen, dass es ein außergewöhnliches Organ ist, das sich an Ihre Bedürfnisse anpasst, das für Sie kämpft und Sie durchs Leben trägt. Und Sie werden erkennen, dass Extrasystolen – so störend sie sich anfühlen mögen – ein Teil dieses Prozesses sind, kein Grund zur Sorge, sondern eine Einladung, besser auf sich selbst zu achten.

Lassen Sie sich auf diese Reise ein. Erforschen Sie, was Ihr Herz bewegt, und entdecken Sie, wie Sie mit Extrasystolen das Leben in seiner ganzen Fülle genießen können. Dieses Buch ist Ihr Wegweiser – und Ihr Herz bleibt Ihr treuer Begleiter.

Die Entstehung von Extrasystolen bei herzgesunden Menschen

Extrasystolen, auch als vorzeitige Herzschläge bekannt, sind eine häufige Erscheinung im Herzrhythmus, die bei vielen Menschen, auch bei Herzgesunden, auftreten können. Sie werden oft als kurze Aussetzer oder „Stolperer" im Herzschlag wahrgenommen. Obwohl sie in der Regel harmlos sind, können sie bei Betroffenen Sorgen auslösen und zu diagnostischen Untersuchungen führen. Dieser Aufsatz beleuchtet die Entstehung von Extrasystolen bei herzgesunden Menschen, ihre physiologischen Hintergründe, mögliche Auslöser sowie die Bedeutung dieser Erscheinung für die Gesundheit.

---

1. Was sind Extrasystolen?

Extrasystolen sind zusätzliche Herzschläge, die außerhalb des normalen Herzrhythmus auftreten. Sie können sowohl aus den Vorhöfen (supraventrikuläre Extrasystolen, SVES) als auch aus den Herzkammern (ventrikuläre Extrasystolen, VES) stammen. Normalerweise folgt die elektrische Erregung des Herzens einem geordneten Muster, das vom Sinusknoten gesteuert wird. Bei einer Extrasystole entsteht ein zusätzlicher elektrischer Impuls, der diesen Rhythmus unterbricht.

Obwohl Extrasystolen sowohl bei Menschen mit Herzkrankheiten als auch bei Herzgesunden auftreten können, sind sie bei Letzteren in der Regel unbedenklich. Ihre Häufigkeit und Wahrnehmung variieren stark zwischen Individuen und hängen von verschiedenen Faktoren ab.

---

2. Physiologische Grundlagen der Extrasystolen

Das Herz wird von einem komplexen elektrischen Leitungssystem gesteuert, das für die koordinierte Kontraktion der Herzmuskeln sorgt. Dieses System umfasst:

- **Den Sinusknoten**: Der primäre Schrittmacher des Herzens, der den Grundrhythmus vorgibt.
- **Den AV-Knoten**: Eine Leitstelle, die die Erregung zwischen den Vorhöfen und Kammern koordiniert.
- **Die His-Bündel und Purkinje-Fasern**: Diese leiten die Erregung weiter zu den Kammern.

Extrasystolen entstehen, wenn außerhalb des Sinusknotens ein zusätzlicher elektrischer Impuls generiert wird. Dies kann durch sogenannte ektopische Zentren geschehen, die unter bestimmten Bedingungen aktiviert werden. Typische physiologische Mechanismen, die Extrasystolen fördern, sind:

- **Triggeraktivität**: Nachdepolarisationen in Zellen, die ein neues Aktionspotenzial auslösen.
- **Reentry-Phänomene**: Ein kreisender elektrischer Impuls, der den normalen Rhythmus stört.
- **Erhöhte Automatie**: Eine gesteigerte Eigenaktivität von Herzzellen, die normalerweise keine Impulse generieren.

---

3. Häufigkeit und Wahrnehmung bei herzgesunden Menschen

Extrasystolen sind weit verbreitet und können bei nahezu jedem Menschen festgestellt werden. Studien zeigen, dass bis zu 50–75 % der Erwachsenen während einer 24-Stunden-EKG-Messung Extrasystolen aufweisen, ohne dass dies mit einer Herzerkrankung assoziiert ist.

Die Wahrnehmung von Extrasystolen hängt stark von der individuellen Sensibilität ab. Während einige Menschen sie als unangenehmes Herzstolpern oder -rasen empfinden, bemerken andere sie überhaupt nicht. Oftmals fallen Extrasystolen erst bei Routineuntersuchungen auf.

4. Auslöser von Extrasystolen bei Herzgesunden

Obwohl Extrasystolen ohne erkennbare Ursache auftreten können, gibt es eine Vielzahl von Faktoren, die sie begünstigen können:

a) Stress und psychische Belastung

Stresshormone wie Adrenalin und Noradrenalin können die elektrische Aktivität des Herzens beeinflussen und Extrasystolen auslösen. Besonders in Phasen intensiver emotionaler Anspannung oder bei Angstzuständen sind vermehrte Extrasystolen keine Seltenheit.

b) Koffein, Alkohol und Nikotin

Stimulanzien wie Koffein und Nikotin regen das sympathische Nervensystem an, was zu einer erhöhten Herzfrequenz und einer gesteigerten Erregbarkeit des Herzens führen kann. Alkohol kann ebenfalls Extrasystolen fördern, insbesondere bei übermäßigem Konsum oder in Kombination mit Dehydrierung.

c) Schlafmangel

Schlafmangel und Erschöpfung beeinträchtigen die Regulation des autonomen Nervensystems, was die Wahrscheinlichkeit von Extrasystolen erhöht.

d) Elektrolytstörungen

Kalium, Magnesium und Kalzium spielen eine entscheidende Rolle in der elektrischen Signalweiterleitung des Herzens. Ungleichgewichte, die beispielsweise durch Dehydrierung oder intensive sportliche Aktivität entstehen, können Extrasystolen begünstigen.

e) Sport

Bei intensiver körperlicher Anstrengung kann es zu einer vorübergehenden Erhöhung der Extrasystolenfrequenz kommen, besonders in der Erholungsphase nach dem Training.

f) Hormonelle Veränderungen

Hormonelle Schwankungen, wie sie etwa im Menstruationszyklus oder während der Schwangerschaft auftreten, können die elektrische Stabilität des Herzens beeinflussen.

5. Diagnostik und Abklärung

Obwohl Extrasystolen bei herzgesunden Menschen in der Regel harmlos sind, sollten sie bei auffälligen Symptomen wie anhaltendem Herzrasen, Schwindel oder Ohnmacht abgeklärt werden. Die Diagnostik umfasst:

- **Anamnese**: Erfassung der Symptome, Lebensgewohnheiten und möglicher Auslöser.
- **EKG**: Dokumentation der Extrasystolen und ihres Ursprungs.
- **Langzeit-EKG**: Zur Ermittlung der Häufigkeit und des Zusammenhangs mit Alltagssituationen.
- **Echokardiographie**: Ausschluss struktureller Herzerkrankungen.
- **Bluttests**: Überprüfung von Elektrolyten, Schilddrüsenhormonen und anderen Parametern.

6. Prognose und Behandlung

Extrasystolen bei Herzgesunden haben in der Regel eine ausgezeichnete Prognose. Eine Behandlung ist meist nicht erforderlich, es sei denn, die Extrasystolen beeinträchtigen die Lebensqualität erheblich oder sind mit anderen Symptomen verbunden.

a) Beruhigung und Aufklärung

Ein zentraler Aspekt ist die Aufklärung der Betroffenen über die Harmlosigkeit der Extrasystolen. Oft reicht es aus, Ängste abzubauen und eine bewusste Stressreduktion zu fördern.

b) Lebensstiländerungen

Die Reduktion von Koffein, Alkohol und Nikotin sowie die Förderung von ausreichend Schlaf und Bewegung können dazu beitragen, die Häufigkeit von Extrasystolen zu verringern.

c) Medikamentöse Behandlung

In seltenen Fällen können Betablocker oder andere Medikamente eingesetzt werden, um die Herzfrequenz zu regulieren und die Wahrnehmung der Extrasystolen zu mindern. Dies wird jedoch nur bei erheblicher Symptomatik empfohlen.

7. Psychologische Aspekte

Obwohl Extrasystolen bei Herzgesunden medizinisch unbedenklich sind, können sie psychologische Belastungen auslösen. Angst vor Herzproblemen oder Panikattacken sind keine seltenen Begleiterscheinungen. Hier kann eine psychologische Unterstützung oder Verhaltenstherapie hilfreich sein, um die Wahrnehmung und den Umgang mit den Symptomen zu verbessern.

8. Forschung und zukünftige Perspektiven

Die genaue Entstehung von Extrasystolen ist ein Forschungsfeld, das weiterhin untersucht wird. Moderne Technologien wie hochauflösende Elektrokardiographie und bildgebende Verfahren ermöglichen zunehmend ein besseres Verständnis der zugrunde liegenden Mechanismen. Zukünftige Studien könnten helfen, individuelle Risikofaktoren genauer zu identifizieren und personalisierte Ansätze zur Behandlung von Extrasystolen zu entwickeln.

Fazit

Extrasystolen bei herzgesunden Menschen sind ein häufiges und meist harmloses Phänomen. Sie entstehen durch zusätzliche elektrische Impulse im

Herzleitungssystem, die durch eine Vielzahl von Faktoren ausgelöst werden können. Obwohl sie selten eine medizinische Behandlung erfordern, können sie die Lebensqualität beeinträchtigen, wenn sie als unangenehm empfunden werden. Ein bewusster Umgang mit Lebensstilfaktoren, Stress und eventuellen psychologischen Belastungen kann helfen, die Häufigkeit und Wahrnehmung von Extrasystolen zu reduzieren. Die Aufklärung und Beruhigung der Betroffenen bleiben eine zentrale Aufgabe, um unbegründete Ängste zu vermeiden und das Wohlbefinden zu fördern.

Um der Ursache für Extrasystolen auf den Grund zu gehen, sind eine systematische Diagnostik und modernste technische Verfahren entscheidend. Extrasystolen können durch harmlose Faktoren wie Stress oder Elektrolytstörungen ausgelöst werden, aber auch in seltenen Fällen auf zugrunde liegende Erkrankungen hindeuten. Hier sind die Schritte und das modernste technische Diagnoseverfahren, um die Ursache von Extrasystolen zu ermitteln:

1. Anamnese und klinische Untersuchung

Der erste Schritt besteht darin, den Patienten gründlich zu befragen und körperlich zu untersuchen. Dabei geht es um:

- **Symptome:** Wann treten die Extrasystolen auf? Gibt es Auslöser wie Stress, Koffein oder körperliche Belastung? Werden sie als Herzstolpern, Druckgefühl oder Schwindel wahrgenommen?
- **Risikofaktoren:** Familiengeschichte von Herzerkrankungen, bestehende Krankheiten, Medikamente oder Lebensstilgewohnheiten.
- **Vitalzeichen:** Puls, Blutdruck und Herzgeräusche können erste Hinweise auf zugrunde liegende Probleme liefern.

2. EKG (Elektrokardiographie)

Das Elektrokardiogramm ist der Goldstandard für die Diagnose von Extrasystolen. Es dokumentiert elektrische Aktivität und Rhythmus des Herzens.

- **Ruhe-EKG:** Nützlich, um Extrasystolen und mögliche Veränderungen im Grundrhythmus zu erkennen.
- **Belastungs-EKG:** Ermittelt, ob die Extrasystolen unter körperlicher Belastung zunehmen oder verschwinden.
- **Langzeit-EKG (24–48 Stunden oder länger):** Zeigt die Häufigkeit der Extrasystolen und eventuelle Korrelationen mit Alltagsaktivitäten oder Schlaf.

---

3. Echokardiographie (Herzultraschall)

Mit einer Echokardiographie können strukturelle Herzprobleme ausgeschlossen werden. Diese Methode prüft:

- **Herzklappen:** Gibt es eine Fehlfunktion?
- **Kammergrößen:** Hinweise auf eine vergrößerte oder geschwächte Herzmuskulatur.
- **Pumpfunktion:** Beurteilung der linksventrikulären Auswurfleistung.

4. Erweiterte Bildgebung

Wenn herkömmliche Methoden keine klare Ursache liefern, kommen fortgeschrittene bildgebende Verfahren zum Einsatz:

a) Kardiale Magnetresonanztomographie (CMR)

Die CMR liefert hochauflösende Bilder des Herzmuskels und kann Narbengewebe, Entzündungen (Myokarditis) oder andere subtile strukturelle Veränderungen identifizieren. Es ist besonders nützlich, wenn eine ventrikuläre Extrasystolie ungeklärt bleibt.

b) Kardiale Computertomographie (CT)

Eine CT-Untersuchung des Herzens kann bei Verdacht auf koronare Herzkrankheit oder anatomische Anomalien durchgeführt werden.

---

5. Elektrophysiologische Untersuchung (EPU)

Die elektrophysiologische Untersuchung ist das modernste und präziseste Verfahren zur Analyse der elektrischen Aktivität des Herzens. Hierbei werden feine Katheter in das Herz eingeführt, um:

- **Den Ursprung der Extrasystolen zu lokalisieren:** Wird die Störung aus den Vorhöfen oder den Kammern ausgelöst?
- **Trigger-Mechanismen zu identifizieren:** Reentry-Phänomene oder gesteigerte Automatie.
- **Therapeutische Optionen:** Falls erforderlich, können über die Kathetertherapie (z. B. Ablation) ektopische Herde gezielt verödet werden.

Die EPU ist besonders bei häufigen, symptomatischen oder komplexen ventrikulären Extrasystolen hilfreich.

---

6. Erweiterte diagnostische Methoden

a) Langzeit-Telemetrie oder Event-Recorder

Für Patienten mit intermittierenden Symptomen kann ein tragbarer Event-Recorder oder ein implantierbarer Loop-Recorder (ILR) verwendet werden. Diese Geräte ermöglichen die Überwachung über Wochen oder Monate und zeichnen ungewöhnliche Herzrhythmen auf.

b) Elektrolytanalyse und Bluttests

Eine einfache, aber wichtige Untersuchung: Überprüfung der Elektrolyte (Kalium, Magnesium, Kalzium) und Schilddrüsenfunktion (TSH, fT3, fT4), da diese Parameter direkten Einfluss auf die Herzaktivität haben.

7. Modernste technische Verfahren: High-Density Mapping

Das High-Density Mapping ist das fortschrittlichste diagnostische Werkzeug in der Elektrophysiologie. Es verwendet hochauflösende Katheter mit einer Vielzahl von Elektroden, um ein präzises dreidimensionales Bild der elektrischen Aktivität des Herzens zu erstellen. Dieses Verfahren:

- **Ermöglicht eine millimetergenaue Ortung von ektopischen Herden.**
- **Visualisiert Reentry-Kreisläufe oder Trigger-Aktivität.**
- **Erhöht die Erfolgsrate bei interventionellen Verfahren wie der Ablation.**

High-Density Mapping wird oft in Kombination mit elektrophysiologischen Untersuchungen durchgeführt.

8. Schlussfolgerung

Die systematische Diagnostik bei Extrasystolen beginnt mit einer gründlichen Anamnese und einfachen Verfahren wie EKG und Echokardiographie. Bei unklaren oder symptomatischen Fällen kommen fortschrittliche Methoden wie kardiale MRT, CT oder die elektrophysiologische Untersuchung zum Einsatz. Das High-Density Mapping stellt die modernste Technik dar, um die elektrische Aktivität des Herzens präzise zu analysieren und gezielt zu behandeln.

Für herzgesunde Patienten ist eine umfassende Diagnostik oft nicht notwendig, aber bei anhaltender Symptomatik oder Unsicherheiten kann der Einsatz modernster Technologie helfen, die Ursache gezielt zu identifizieren und mögliche Therapieoptionen einzuleiten.

Rücken- oder Wirbelsäulenprobleme können in bestimmten Fällen Extrasystolen auslösen oder begünstigen. Der zugrunde liegende Mechanismus hängt dabei von der komplexen Interaktion zwischen dem Nervensystem, der Wirbelsäule und dem Herzen ab. Die Beziehung zwischen Wirbelsäulenproblemen und Extrasystolen ist nicht direkt, sondern oft indirekt durch neurologische, muskuläre oder mechanische Einflüsse erklärbar.

---

1. Verbindung zwischen Wirbelsäule und Herz

Die Wirbelsäule beherbergt das Rückenmark, das als zentrale Schaltstelle des Nervensystems fungiert. Über das vegetative Nervensystem (autonomes Nervensystem) werden lebenswichtige Organe wie das Herz reguliert. Insbesondere der **Sympathikus** und der **Parasympathikus** beeinflussen die Herzfrequenz, den Rhythmus und die Kontraktionskraft. Probleme in der Wirbelsäule können dieses Gleichgewicht stören.

---

2. Mögliche Mechanismen, wie Wirbelsäulenprobleme Extrasystolen auslösen können

a) Irritation des vegetativen Nervensystems

- **Sympathische Überstimulation**: Probleme in der Brust- oder Halswirbelsäule können zu einer Reizung der sympathischen Nervenbahnen führen. Diese Nervenbahnen verlaufen in der Nähe der Wirbelsäule und steuern die Aktivität des Herzens. Eine Überaktivierung des Sympathikus kann zu einer gesteigerten Erregbarkeit des Herzens führen, was Extrasystolen begünstigt.
- **Vagusnerv-Stimulation**: Der Vagusnerv, ein wichtiger Teil des Parasympathikus, verläuft in der Nähe der Halswirbelsäule. Mechanische oder funktionelle Probleme (z. B. Fehlhaltungen oder Blockaden) können den Vagusnerv reizen, was ebenfalls zu Herzrhythmusstörungen führen kann.

---

b) Mechanische Faktoren

- **Verspannungen der Brust- und Rückenmuskulatur**: Chronische Verspannungen in den Muskeln des oberen Rückens, insbesondere des Musculus trapezius oder der Interkostalmuskulatur, können Druck auf die Nervenbahnen ausüben, die das Herz beeinflussen.
- **Wirbelblockaden oder Fehlstellungen**: Blockaden oder Fehlstellungen, vor allem in der Brust- oder Halswirbelsäule, können reflektorisch das autonome Nervensystem

beeinflussen. Diese sogenannten vertebralen Reflexe können über neuromechanische Signale die Erregbarkeit des Herzens erhöhen.

c) Psychosomatische Verbindung

Rückenprobleme, insbesondere chronische Schmerzen, können Stress und Anspannung im Körper erhöhen. Stress aktiviert das sympathische Nervensystem und steigert die Ausschüttung von Stresshormonen wie Adrenalin und Noradrenalin. Diese Hormone können die elektrische Stabilität des Herzens beeinträchtigen und Extrasystolen auslösen.

d) Kompression von Nerven oder Gefäßen

- **Nervenirritation**: Bandscheibenvorfälle oder degenerative Veränderungen in der Wirbelsäule können zu einer Kompression der Nervenwurzeln führen. Wenn diese Nervenbahnen indirekt mit der Herzfunktion verbunden sind, kann dies reflektorische Auswirkungen auf den Herzrhythmus haben.
- **Beeinträchtigung der Blutzirkulation**: In seltenen Fällen kann eine schlechte Durchblutung infolge von Kompressionen im Bereich der Wirbelsäule die Sauerstoffversorgung des Herzmuskels

beeinflussen, was die Wahrscheinlichkeit von Extrasystolen erhöht.

---

3. Häufig betroffene Regionen der Wirbelsäule

a) Halswirbelsäule (HWS)

Probleme in der HWS, wie Blockaden oder muskuläre Verspannungen, können den Vagusnerv oder die sympathischen Nervenstrukturen reizen, was Auswirkungen auf die Herzfunktion haben kann.

b) Brustwirbelsäule (BWS)

Die Nerven, die das Herz direkt steuern, entspringen im Bereich der Brustwirbelsäule. Blockaden, Fehlhaltungen oder muskuläre Verspannungen in diesem Bereich können reflektorisch Extrasystolen auslösen.

c) Lendenwirbelsäule (LWS)

Probleme in der LWS sind weniger häufig mit Extrasystolen verbunden. Sie können jedoch über allgemeine Verspannungsmuster und Stress eine indirekte Rolle spielen.

4. Diagnose und Abklärung

Die Abklärung, ob Wirbelsäulenprobleme die Ursache für Extrasystolen sind, erfordert eine umfassende Untersuchung:

1. **Orthopädische und neurologische Untersuchung:** Beurteilung von Fehlhaltungen, Muskelverspannungen, Blockaden oder Bandscheibenvorfällen.
2. **Herzdiagnostik:** Sicherstellen, dass keine primäre Herzerkrankung vorliegt (z. B. EKG, Echokardiographie, Langzeit-EKG).
3. **Bildgebung der Wirbelsäule:** Röntgen, MRT oder CT zur Darstellung von strukturellen Veränderungen.
4. **Vegetative Funktionsdiagnostik:** Untersuchung des autonomen Nervensystems, z. B. durch Herzfrequenzvariabilität (HRV).

---

5. Therapeutische Ansätze

a) Physiotherapie und manuelle Therapie

- Mobilisation der Wirbelsäule zur Lösung von Blockaden.
- Entspannung von verspannten Muskeln, insbesondere im Bereich der Hals- und Brustwirbelsäule.

b) Stressreduktion

- Progressive Muskelentspannung, Yoga oder Meditation zur Beruhigung des vegetativen Nervensystems.

c) Körperhaltung verbessern

- Ergonomische Anpassungen am Arbeitsplatz und gezielte Übungen, um Fehlhaltungen zu korrigieren.

d) Medizinische oder interventionelle Maßnahmen

In schweren Fällen, wie bei einem Bandscheibenvorfall, kann eine spezifische Behandlung wie Injektionen, Schmerztherapie oder sogar eine Operation notwendig sein.

Fazit

Rücken- und Wirbelsäulenprobleme können Extrasystolen durch die Reizung des autonomen Nervensystems, muskuläre Verspannungen und Stressmechanismen auslösen. Besonders häufig sind die Hals- und Brustwirbelsäule betroffen, da sie eng mit der Steuerung des Herzens verknüpft sind. Eine ganzheitliche Diagnostik und Therapie, die sowohl die Wirbelsäule als auch den Herzrhythmus berücksichtigt, ist entscheidend, um den Zusammenhang zu klären und die Symptome zu lindern.

Zahnprobleme können unter bestimmten Umständen Extrasystolen auslösen oder begünstigen, auch wenn dies seltener der Fall ist. Die Verbindung zwischen Zahnproblemen und Herzrhythmusstörungen beruht auf der komplexen Beziehung zwischen Infektionen, Entzündungen, dem Nervensystem und dem Herz-Kreislauf-System. Hier erfahren Sie, wie Zahnprobleme Extrasystolen auslösen können, wie dies diagnostiziert wird und welche Disziplinen der Zahnmedizin sich damit beschäftigen.

1. Zusammenhang zwischen Zahnproblemen und Extrasystolen

a) Entzündungen und systemische Effekte

- **Parodontitis**: Chronische Zahnfleischerkrankungen, wie Parodontitis, führen zu systemischen Entzündungen. Diese erhöhen die Konzentration von entzündungsfördernden Botenstoffen (z. B. Interleukine, Tumornekrosefaktor-α) im Blut, die das autonome Nervensystem und die elektrische Stabilität des Herzens beeinflussen können. In einigen Studien wurden systemische Entzündungen mit einer erhöhten Inzidenz von Herzrhythmusstörungen in Verbindung gebracht.
- **Endodontische Probleme**: Infektionen im Wurzelkanalsystem oder Abszesse können

ebenfalls systemische Entzündungen hervorrufen, die das Herz indirekt beeinflussen.

b) Nervale Verbindungen

Die Zähne sind über den Trigeminusnerv (Nervus trigeminus) mit dem zentralen Nervensystem verbunden. Eine chronische Reizung oder Schmerzen durch Zahnprobleme können reflektorisch das vegetative Nervensystem beeinflussen. Dies könnte eine Überaktivierung des Sympathikus oder eine Störung des Vagusnervs zur Folge haben, was Extrasystolen begünstigen kann.

c) Kiefergelenksprobleme und Herzrhythmusstörungen

Fehlfunktionen im Kiefergelenk (Craniomandibuläre Dysfunktion, CMD) können über Verspannungen der Kaumuskulatur, Stressreaktionen oder vagale Reflexe indirekt Einfluss auf den Herzrhythmus nehmen.

d) Medikamente und Zahnbehandlungen

Bestimmte Medikamente, die bei Zahnproblemen eingesetzt werden (z. B. Antibiotika, Schmerzmittel oder Anästhetika), können Nebenwirkungen haben, die das Herz betreffen, z. B. Elektrolytstörungen oder eine erhöhte Herzfrequenz.

2. Wie man den Zusammenhang herausfinden kann

a) Ganzheitliche Anamnese

- **Erfassung der Zahnprobleme**: Liegen Entzündungen, Schmerzen, Abszesse oder andere Zahnprobleme vor?
- **Zusammenhang mit Extrasystolen**: Beobachten, ob Extrasystolen zeitlich mit Zahnproblemen korrelieren, z. B. nach Zahnbehandlungen oder während entzündlicher Episoden.
- **Stress als Faktor**: Schmerzen oder Ängste im Zusammenhang mit Zahnproblemen könnten als Auslöser für Extrasystolen wirken.

b) Diagnostik

1. **Zahnärztliche Untersuchung**
   - Klinische Inspektion des Zahnfleisches, der Zähne und des Kieferknochens.
   - Bildgebende Verfahren wie Röntgen, CT oder 3D-DVT (digitale Volumentomographie), um Infektionen oder Entzündungen sichtbar zu machen.

2. **Medizinische Untersuchungen**
   - **Entzündungsmarker im Blut**: CRP (C-reaktives Protein), Leukozytenzahl und andere Entzündungsparameter, um systemische Effekte nachzuweisen.

- o **EKG und Langzeit-EKG:** Zur Überwachung der Extrasystolen in Bezug auf mögliche Auslöser.

3. **Zusammenarbeit zwischen Fachärzten**
   - o Zahnärzte, Kardiologen und Allgemeinmediziner können gemeinsam prüfen, ob eine zahnmedizinische Ursache für die Herzrhythmusstörungen vorliegt.

---

3. Gibt es eine „Zahnkardiologie"?

a) Interdisziplinäre Ansätze

Während es keine offiziell definierte „Zahnkardiologie" als Fachgebiet gibt, gibt es interdisziplinäre Ansätze, die sich mit der Verbindung zwischen Zahnmedizin und Kardiologie beschäftigen. Diese betreffen insbesondere die folgenden Disziplinen:

1. **Parodontologie**
   - o Spezialisiert auf die Behandlung von Zahnfleisch- und Knochen-erkrankungen. Parodontologen unter-suchen, wie systemische Entzündungen durch Parodontitis das Herz-Kreislauf-System beeinflussen können.

2. **Orale Medizin und zahnärztliche Chirurgie**
   - Diese Disziplinen befassen sich mit der Behandlung von Infektionen im Mundraum, wie Abszessen oder Wurzelkanalentzündungen, die systemische Auswirkungen haben könnten.
3. **Funktionsdiagnostik (CMD-Spezialisten)**
   - Experten für Craniomandibuläre Dysfunktion untersuchen den Zusammenhang zwischen Kiefergelenksproblemen, Muskelverspannungen und vegetativen Reaktionen.
4. **Ganzheitliche Zahnmedizin**
   - Diese Fachrichtung berücksichtigt die systemische Verbindung zwischen Zähnen, Mundgesundheit und allgemeinen körperlichen Beschwerden. Sie arbeitet oft mit anderen Fachbereichen zusammen.

b) Spezielle Forschung

Die Verbindung zwischen Zahnmedizin und Herz-Kreislauf-Erkrankungen ist ein aktives Forschungsgebiet. Die Rolle von systemischen Entzündungen durch Zahnprobleme bei der Entwicklung von Herzrhythmusstörungen wird in Studien zunehmend untersucht.

4. Therapeutische Ansätze

a) Zahnmedizinische Behandlung

- Behandlung von Zahninfektionen, z. B. durch Wurzelkanalbehandlungen, Zahnfleischbehandlungen oder chirurgische Entfernung von Abszessen.
- Regelmäßige professionelle Zahnreinigungen, um Parodontitis vorzubeugen.

b) Behandlung systemischer Effekte

- Behandlung systemischer Entzündungen durch die Gabe von entzündungshemmenden Medikamenten oder Antibiotika.
- Stressmanagement und Entspannungsübungen, um vagale Reaktionen zu stabilisieren.

c) Interdisziplinäre Zusammenarbeit

- Regelmäßige Kommunikation zwischen Zahnärzten und Kardiologen, insbesondere bei Patienten mit bestehenden Herzrhythmusstörungen oder solchen, die einen Herzschrittmacher tragen.

Fazit

Zahnprobleme können über systemische Entzündungen, nervale Reflexe oder Stressreaktionen Extrasystolen auslösen oder begünstigen. Die Diagnose erfordert eine ganzheitliche Betrachtung durch Zahnärzte, Kardiologen und andere Spezialisten. Obwohl es keine spezifische „Zahnkardiologie" gibt, beschäftigen sich Disziplinen wie Parodontologie, CMD-Diagnostik und ganzheitliche Zahnmedizin mit den systemischen Verbindungen zwischen Mundgesundheit und Herzfunktion. Eine gründliche Diagnostik und interdisziplinäre Ansätze sind entscheidend, um den Zusammenhang zu klären und eine gezielte Behandlung zu ermöglichen.

Bestimmte Nahrungsmittel und Getränke können Extrasystolen auslösen oder begünstigen, insbesondere wenn sie Stoffe enthalten, die das Herz oder das Nervensystem stimulieren oder das Gleichgewicht der Elektrolyte im Körper beeinflussen. Hier ist eine Übersicht über Nahrungsmittel, die Extrasystolen fördern können, sowie die zugrunde liegenden Mechanismen.

---

1. Stimulanzienhaltige Lebensmittel und Getränke

a) Koffeinhaltige Getränke

- **Beispiele**: Kaffee, Tee (insbesondere schwarzer und grüner Tee), Energydrinks, Cola, Mate.
- **Mechanismus**: Koffein wirkt als Stimulans und erhöht die Aktivität des sympathischen Nervensystems. Dies kann die elektrische Erregbarkeit des Herzens steigern und Extrasystolen auslösen.

b) Schokolade und Kakao

- **Grund**: Schokolade enthält Koffein und Theobromin, Substanzen, die eine ähnliche Wirkung wie Koffein haben.
- **Risiko**: Besonders dunkle Schokolade mit hohem Kakaoanteil kann Extrasystolen fördern.

c) Energydrinks

- **Zusammensetzung**: Kombination aus Koffein, Taurin, Guarana und Zucker.
- **Gefahr**: Diese Inhaltsstoffe wirken synergistisch und können Herzrhythmusstörungen bei empfindlichen Personen verstärken.

---

2. Alkohol

- **Mechanismus**: Alkohol kann die elektrische Aktivität des Herzens verändern und das autonome Nervensystem beeinflussen.
- **Zusammenhang mit Extrasystolen**: Besonders hoher oder regelmäßiger Alkoholkonsum kann die Wahrscheinlichkeit von Herzrhythmusstörungen erhöhen. Das „Holiday Heart Syndrome" beschreibt das Auftreten von Rhythmusstörungen nach exzessivem Alkoholgenuss, selbst bei ansonsten gesunden Personen.

---

3. Fettreiche und stark verarbeitete Lebensmittel

- **Beispiele**: Frittierte Speisen, Fast Food, Fertiggerichte, stark gesalzene Snacks.

- **Mechanismus**: Diese Lebensmittel können den Blutdruck erhöhen, entzündungsfördernd wirken und das vegetative Nervensystem beeinflussen, was Extrasystolen begünstigen kann.

4. Zucker und raffinierte Kohlenhydrate

- **Beispiele**: Süßigkeiten, Kuchen, Gebäck, Weißbrot, Softdrinks.
- **Mechanismus**: Starke Schwankungen des Blutzuckerspiegels können Stressreaktionen auslösen, die über den Sympathikus das Herz stimulieren. Hypoglykämie (niedriger Blutzucker) kann ebenfalls Extrasystolen begünstigen.

5. Lebensmittel mit hohem Natriumgehalt

- **Beispiele**: Chips, salzige Snacks, Konserven, eingelegte Lebensmittel.
- **Mechanismus**: Ein hoher Natriumgehalt kann den Blutdruck erhöhen und das Herz stärker belasten. Bei empfindlichen Personen kann dies die Wahrscheinlichkeit von Extrasystolen erhöhen.

6. Elektrolytdisbalancen durch Ernährung

a) Kaliumarme Lebensmittel

- **Risiko**: Kalium ist entscheidend für die Stabilität der Herzmuskelerregung. Eine kaliumarme Ernährung (oder ein Kaliumverlust durch Diät oder Entwässerung) kann Extrasystolen fördern.
- **Beispiele für kaliumarme Lebensmittel**: Stark verarbeitete Lebensmittel, Diäten mit niedrigem Obst- und Gemüseanteil.

b) Magnesiummangel

- **Beispiele**: Ein Mangel kann auftreten, wenn die Ernährung wenig Vollkornprodukte, Nüsse oder grüne Blattgemüse enthält.
- **Wirkung**: Magnesiummangel kann die elektrische Stabilität des Herzens beeinträchtigen und Rhythmusstörungen auslösen.

c) Kalziumreiche Lebensmittel

- **Beispiele**: Milch, Käse, Jogurt (in übermäßigen Mengen).
- **Mechanismus**: Ein Übermaß an Kalzium bei gleichzeitigem Magnesiummangel kann das Gleichgewicht der Elektrolyte stören und Extrasystolen fördern.

7. Lebensmittel mit Histamin oder Tyramin

- **Beispiele**: Gereifte Käse, fermentierte Lebensmittel (Sauerkraut, Kimchi), Rotwein, geräucherte Produkte.
- **Mechanismus**: Diese Substanzen können das Herz-Kreislauf-System beeinflussen, indem sie den Blutdruck erhöhen oder das sympathische Nervensystem stimulieren.

---

8. Dehydrierende Lebensmittel und Getränke

- **Beispiele**: Alkohol, koffeinhaltige Getränke, stark salzhaltige Speisen.
- **Mechanismus**: Dehydrierung kann zu einem Ungleichgewicht der Elektrolyte (Kalium, Magnesium) führen, was Extrasystolen begünstigt.

---

9. Allergene oder unverträgliche Nahrungsmittel

- **Mechanismus**: Individuelle Unverträglichkeiten (z. B. gegen Gluten, Laktose oder andere Substanzen) können über Entzündungen, Stress oder eine Aktivierung des Immunsystems indirekt Extrasystolen auslösen.

- **Beispiele**: Glutenhaltige Produkte bei Zöliakie, Laktosehaltige Produkte bei Laktoseintoleranz.

Wie kann man feststellen, ob Nahrungsmittel Extrasystolen auslösen?

1. Ernährungsprotokoll führen

- Notieren, welche Lebensmittel und Getränke konsumiert werden und wann Extrasystolen auftreten.
- Auf mögliche Muster achten, z. B. Extrasystolen nach Kaffee, Schokolade oder bestimmten Mahlzeiten.

2. Individuelle Trigger identifizieren

- Einzelne Lebensmittel gezielt weglassen (Eliminationsdiät) und prüfen, ob die Extrasystolen abnehmen.
- Verdächtige Lebensmittel wieder einführen und die Reaktion beobachten.

3. Medizinische Diagnostik

- Langzeit-EKG oder Event-Recorder: Feststellung von Extrasystolen in Verbindung mit Ernährungsgewohnheiten.

- Bluttests: Überprüfung des Elektrolytstatus, um Mängel oder Ungleichgewichte festzustellen.

4. Zusammenarbeit mit Fachleuten

- Kardiologen: Beurteilung des Herzrhythmus.
- Ernährungsberater oder -mediziner: Unterstützung bei der Identifikation von Nahrungsmittel-Triggern.

Fazit

Bestimmte Nahrungsmittel und Getränke, insbesondere solche mit Koffein, Alkohol, Zucker oder hohem Natriumgehalt, können Extrasystolen auslösen oder begünstigen. Auch Elektrolytstörungen durch unzureichende Aufnahme von Kalium und Magnesium können eine Rolle spielen. Ein Ernährungstagebuch und gezielte Eliminationsdiäten helfen, individuelle Auslöser zu identifizieren. Für eine umfassende Abklärung und Behandlung ist die Zusammenarbeit mit medizinischen und ernährungswissenschaftlichen Fachleuten sinnvoll.

Bestimmte Nahrungsmittel können helfen, Extrasystolen zu lindern, insbesondere durch ihre Wirkung auf das Herz-Kreislauf-System, die Unterstützung eines ausgeglichenen Elektrolythaushalts und die Förderung einer allgemeinen Herzgesundheit. Die Wirkung dieser Lebensmittel beruht auf ihrer Fähigkeit, den Rhythmus des Herzens zu stabilisieren, Entzündungen zu reduzieren oder das autonome Nervensystem positiv zu beeinflussen.

---

1. Lebensmittel, die den Elektrolythaushalt stabilisieren

a) Kaliumreiche Lebensmittel

- **Beispiele**: Bananen, Avocados, Orangen, Tomaten, Kartoffeln (besonders mit Schale), Spinat.
- **Wirkung**: Kalium ist entscheidend für die Regulierung des elektrischen Potentials der Herzmuskelzellen. Es unterstützt eine stabile Herzfrequenz und kann das Risiko von Extrasystolen durch einen Kaliummangel senken.

b) Magnesiumreiche Lebensmittel

- **Beispiele**: Nüsse (Mandeln, Walnüsse), Samen (Sonnenblumen-, Kürbiskerne), Vollkornprodukte, Bohnen, grünes Blattgemüse (z. B. Spinat, Mangold), dunkle Schokolade (mind. 70 % Kakao).

- **Wirkung**: Magnesium spielt eine Schlüsselrolle bei der Steuerung der Erregbarkeit der Herzmuskelzellen. Ein ausgeglichener Magnesiumspiegel fördert die elektrische Stabilität des Herzens.

c) Kalziumbalancierte Ernährung

- **Beispiele**: Blattgemüse wie Grünkohl, Brokkoli, und moderate Mengen an Milchprodukten.
- **Wirkung**: Kalzium ist wichtig für die Muskelkontraktion, aber ein Übermaß ohne ausreichend Magnesium kann Herzrhythmusstörungen fördern. Eine ausgewogene Kalziumzufuhr in Kombination mit ausreichend Magnesium ist ideal.

---

2. Entzündungshemmende Lebensmittel

a) Omega-3-Fettsäuren

- **Beispiele**: Fettfische (Lachs, Makrele, Hering, Sardinen), Leinsamen, Chiasamen, Walnüsse.
- **Wirkung**: Omega-3-Fettsäuren haben entzündungshemmende Eigenschaften und fördern die Herzgesundheit, indem sie die elektrische Stabilität der Herzmuskelzellen

verbessern und das Risiko von Arrhythmien senken.

b) Beeren

- **Beispiele**: Blaubeeren, Erdbeeren, Himbeeren, schwarze Johannisbeeren.
- **Wirkung**: Beeren sind reich an Antioxidantien und Polyphenolen, die Entzündungen reduzieren und die Herzfunktion unterstützen können.

c) Olivenöl (extra vergine)

- **Wirkung**: Olivenöl ist ein zentraler Bestandteil der herzfreundlichen Mittelmeerdiät und hilft, Entzündungen zu verringern und das Herz-Kreislauf-System zu schützen.

---

3. Lebensmittel zur Unterstützung des autonomen Nervensystems

a) Kamillentee

- **Wirkung**: Kamille hat beruhigende Eigenschaften und kann das autonome Nervensystem entspannen, was hilfreich ist, wenn Extrasystolen durch Stress oder nervöse Überaktivität ausgelöst werden.

b) Grünes Blattgemüse

- **Beispiele**: Spinat, Mangold, Rucola.
- **Wirkung**: Diese Lebensmittel enthalten Magnesium und Folsäure, die das Nervensystem stabilisieren und die Herzgesundheit fördern.

c) Vollkornprodukte

- **Beispiele**: Haferflocken, Quinoa, brauner Reis.
- **Wirkung**: Vollkornprodukte stabilisieren den Blutzucker, was Stressreaktionen reduziert und das vegetative Nervensystem beruhigt.

---

4. Hydratisierende Lebensmittel und Getränke

a) Kokoswasser

- **Wirkung**: Kokoswasser ist reich an Elektrolyten wie Kalium und Magnesium und kann Dehydrierung ausgleichen, die Extrasystolen auslösen kann.

b) Wasserreiches Obst und Gemüse

- **Beispiele**: Gurken, Melonen, Zucchini, Sellerie.
- **Wirkung**: Sie fördern die Hydratation und liefern gleichzeitig wichtige Nährstoffe.

5. Lebensmittel mit beruhigenden Eigenschaften

a) Mandeln

- **Wirkung**: Mandeln enthalten Magnesium, das beruhigend auf das Nervensystem wirkt und die elektrische Stabilität des Herzens unterstützt.

b) Hafer

- **Wirkung**: Hafer enthält Beta-Glucane, die helfen, den Blutdruck zu senken und den Sympathikus zu beruhigen, was Extrasystolen reduzieren kann.

---

6. Lebensmittel zur Verbesserung der Durchblutung

a) Knoblauch

- **Wirkung**: Knoblauch fördert die Durchblutung, senkt den Blutdruck und wirkt entzündungshemmend, was die Herzgesundheit insgesamt verbessern kann.

b) Ingwer

- **Wirkung**: Ingwer unterstützt die Durchblutung und hat entzündungshemmende Eigenschaften, die das Herz schützen können.

---

7. Die Mittelmeerdiät als ganzheitlicher Ansatz

Die Mittelmeerdiät, die reich an Obst, Gemüse, Vollkornprodukten, Olivenöl, Nüssen und Fisch ist, hat sich als besonders herzfreundlich erwiesen. Sie kann dazu beitragen, Entzündungen zu verringern, den Elektrolythaushalt zu stabilisieren und die Herzgesundheit zu fördern, was Extrasystolen entgegenwirken kann.

---

8. Warum wirken diese Lebensmittel?

Die oben genannten Lebensmittel helfen, Extrasystolen zu lindern, durch:

- **Elektrolytstabilisierung**: Kalium, Magnesium und andere Mineralien unterstützen die elektrische Stabilität des Herzens.
- **Entzündungshemmung**: Chronische Entzündungen können das Herz reizen.

Entzündungshemmende Lebensmittel wirken dem entgegen.

- **Beruhigung des Nervensystems**: Lebensmittel, die das vegetative Nervensystem stabilisieren, helfen bei stressinduzierten Extrasystolen.
- **Förderung der Hydratation**: Dehydrierung kann den Herzrhythmus stören; hydratisierende Lebensmittel gleichen dies aus.

Fazit

Lebensmittel wie kalium- und magnesiumreiche Speisen, Omega-3-Fettsäuren, Beeren, Olivenöl und hydratisierende Nahrungsmittel können Extrasystolen durch Stabilisierung des Elektrolythaushalts, Entzündungshemmung und Beruhigung des Nervensystems lindern. Ein ganzheitlicher Ernährungsansatz, wie die Mittelmeerdiät, ist besonders wirksam, um die Herzgesundheit zu unterstützen und Extrasystolen vorzubeugen. Die Wahl dieser Lebensmittel sollte individuell angepasst werden, um maximale Vorteile zu erzielen.

Die Angst vor einem plötzlichen Herztod ist bei Betroffenen von Extrasystolen weit verbreitet, auch wenn diese bei herzgesunden Menschen in der Regel harmlos sind. Die Wahrnehmung von Extrasystolen kann das Sicherheitsempfinden stark beeinträchtigen und eine Angstspirale auslösen, die die Beschwerden noch verstärkt. Aus psychologischer Sicht gibt es mehrere Ansätze, um Betroffenen Linderung zu verschaffen und ihre Lebensqualität zu verbessern.

1. Psychoedukation: Wissen schafft Sicherheit

- **Aufklärung über Extrasystolen**: Ein zentraler Ansatz ist, den Betroffenen medizinische Informationen über die Harmlosigkeit von Extrasystolen bei herzgesunden Menschen zu vermitteln. Das Wissen, dass Extrasystolen bei vielen Menschen auftreten und keine unmittelbare Gefahr darstellen, kann bereits viel Angst nehmen.
- **Erklärung des Zusammenhangs von Angst und Symptomen**: Betroffene sollten verstehen, dass Angst selbst Extrasystolen begünstigen kann, da sie das sympathische Nervensystem aktiviert. Dies kann ein erster Schritt sein, um den Kreislauf aus Angst und Symptomen zu durchbrechen.

2. Stressbewältigung und Entspannungs- verfahren

Stress ist ein häufigster Trigger für Extrasystolen. Techniken zur Stressbewältigung können helfen, das autonome Nervensystem zu beruhigen und die Wahrnehmung der Symptome zu mildern.

a) Progressive Muskelentspannung (PME)

- Methode, bei der gezielt Muskelgruppen angespannt und entspannt werden, um körperliche und mentale Anspannung zu reduzieren.
- Wirksam bei der Beruhigung des Herz-Kreislauf-Systems.

b) Atemtechniken

- **Zwerchfellatmung** (tiefe Bauchatmung): Reduziert die Aktivität des Sympathikus und aktiviert den beruhigenden Parasympathikus.
- Beispiel: 4-7-8-Methode (4 Sekunden einatmen, 7 Sekunden halten, 8 Sekunden ausatmen).

c) Meditation und Achtsamkeit

- Mindfulness-Based Stress Reduction (MBSR): Achtsamkeitstraining hilft, sich nicht von der Angst überwältigen zu lassen und die Wahrnehmung von Extrasystolen zu neutralisieren.

- Ziel ist es, sich auf den Moment zu konzentrieren und Symptome ohne Bewertung wahrzunehmen.

d) Yoga und Tai-Chi

- Kombination aus Bewegung, Atemkontrolle und Achtsamkeit kann Angst abbauen und das Nervensystem regulieren.

---

3. Kognitive Verhaltenstherapie (CBT)

Die kognitive Verhaltenstherapie ist eine bewährte Methode, um Ängste im Zusammenhang mit Extrasystolen zu behandeln. Sie hilft, negative Gedankenmuster zu identifizieren und zu verändern.

a) Kognitive Umstrukturierung

- Ziel: Gedanken wie „Extrasystolen bedeuten, dass mein Herz gleich stehen bleibt" in realistische und beruhigende Überzeugungen umzuwandeln („Mein Arzt hat mir erklärt, dass Extrasystolen bei mir harmlos sind").

b) Exposition

- Geleitete Konfrontation mit der Angst vor Extrasystolen, z. B. durch bewusstes

Wahrnehmen der Symptome, um die Angstreaktion schrittweise abzuschwächen.

c) Bewältigungsstrategien entwickeln

- Praktische Ansätze, wie man mit Extrasystolen umgeht, z. B. durch Fokussieren auf Ablenkungen oder positive Selbstgespräche.

---

4. Soziale Unterstützung

- **Austausch mit anderen Betroffenen**: Selbsthilfegruppen oder Online-Foren bieten die Möglichkeit, sich mit anderen auszutauschen, die ähnliche Erfahrungen machen. Das Gefühl, nicht allein zu sein, kann Ängste deutlich reduzieren.
- **Familie und Freunde einbeziehen**: Die Unterstützung durch nahestehende Personen kann das Sicherheitsgefühl stärken.

---

5. Angsttagebuch und Symptomprotokoll

Das Führen eines Tagebuchs hilft, Ängste und Extrasystolen besser zu verstehen:

- **Symptomtagebuch**: Wann treten die Extrasystolen auf? Gibt es Auslöser (z. B. Stress, bestimmte Lebensmittel)?
- **Angstbewertung**: Wie intensiv ist die Angst? Welche Gedanken gehen damit einher?
- Ziel: Muster erkennen, um gezielt gegensteuern zu können.

---

6. Aufbau eines sicheren Körpergefühls

Viele Betroffene erleben Extrasystolen als Kontrollverlust. Der Wiederaufbau eines positiven Körpergefühls kann das Vertrauen in den eigenen Körper stärken.

a) Körperwahrnehmung verbessern

- Übungen wie Bodyscans oder sanfte Bewegungsprogramme (z. B. Pilates) fördern ein Gefühl von Kontrolle und Ruhe.

b) Physische Aktivität

- Regelmäßige Bewegung, wie moderates Ausdauertraining, stärkt das Herz-Kreislauf-System und baut Stress ab. Gleichzeitig kann es das Vertrauen in die Herzgesundheit erhöhen.

7. Vermeidung von Katastrophendenken

Menschen mit Extrasystolen neigen häufig dazu, normale körperliche Empfindungen überzubewerten. Psychologische Interventionen zielen darauf ab, diese Tendenz zu reduzieren:

- **Achtsamkeit auf neutrale Körperempfindungen lenken**: Sensationen wie das Herzklopfen nicht als bedrohlich interpretieren, sondern als vorübergehend und normal.

---

8. Medikamentöse Unterstützung bei starker Angst

Wenn die Angst stark ausgeprägt ist, kann eine vorübergehende medikamentöse Behandlung sinnvoll sein:

- **Betablocker**: Können die körperlichen Symptome (z. B. Herzrasen) abschwächen und die Angstreaktion mindern.
- **Angstlösende Medikamente**: In schweren Fällen können selektive Serotonin-Wiederaufnahmehemmer (SSRIs) oder kurzfristig Beruhigungsmittel eingesetzt werden. Dies sollte jedoch immer durch einen Arzt überwacht werden.

9. Langfristiger Umgang mit der Angst

a) Akzeptanz entwickeln

- Extrasystolen bei herzgesunden Menschen als normale körperliche Reaktion anzusehen und nicht gegen die Symptome „anzukämpfen", sondern sie zu akzeptieren.
- Techniken wie Akzeptanz- und Commitment-Therapie (ACT) können dabei helfen.

b) Selbstfürsorge

- Regelmäßige Rituale zur Entspannung und Erholung integrieren.
- Gesunde Ernährung und ausreichend Schlaf fördern die Herzgesundheit und reduzieren Angst.

Fazit

Die Angst vor einem plötzlichen Herztod bei Extrasystolen lässt sich durch Aufklärung, Stressmanagement, kognitive Verhaltenstherapie und soziale Unterstützung wirksam lindern. Ein ganzheitlicher Ansatz, der den Körper beruhigt, die Gedanken strukturiert und das Vertrauen in die Herzgesundheit stärkt, ist entscheidend. Regelmäßige Entspannungsübungen und der Austausch mit anderen Betroffenen können zusätzlich zur

Beruhigung beitragen. Wenn die Angst sehr stark ist, sollte eine psychologische oder ärztliche Betreuung in Anspruch genommen werden.

Gibt es eine genetische Veranlagung für Extrasystolen?

Ja, es gibt Hinweise darauf, dass genetische Veranlagungen bei der Entstehung von Extrasystolen eine Rolle spielen können, insbesondere bei ventrikulären Extrasystolen (VES) und anderen Herzrhythmusstörungen. Während die meisten Extrasystolen bei Herzgesunden durch äußere Faktoren wie Stress, Ernährung oder Elektrolytstörungen ausgelöst werden, gibt es bei manchen Menschen eine familiäre Häufung oder genetische Disposition, die ihre Anfälligkeit erhöht.

1. Genetische Faktoren und Herzrhythmusstörungen

- **Ionenkanalerkrankungen (Kanalopathien)**: Mutationen in Genen, die Ionenkanäle des Herzens regulieren, können die elektrische Stabilität des Herzmuskels beeinträchtigen. Dies kann das Risiko für Extrasystolen erhöhen.
    - Beispiele: Long-QT-Syndrom, Brugada-Syndrom, katecholaminerge polymorphe ventrikuläre Tachykardie (CPVT).
- **Strukturelle Herzkrankheiten**: Genetisch bedingte Erkrankungen wie hypertrophe Kardiomyopathie oder Arrhythmogene rechtsventrikuläre Kardiomyopathie (ARVC) können Extrasystolen begünstigen.

- **Genvarianten**: Studien zeigen, dass bestimmte Genvarianten mit einem erhöhten Risiko für Arrhythmien oder eine erhöhte Empfindlichkeit gegenüber Triggern wie Stress assoziiert sind.

2. Familiäre Häufung

In einigen Fällen treten Extrasystolen oder andere Rhythmusstörungen bei mehreren Mitgliedern einer Familie auf. Dies deutet auf eine genetische Prädisposition hin, auch wenn die spezifischen genetischen Mechanismen nicht immer vollständig verstanden sind.

3. Genetische Diagnostik

Bei Verdacht auf eine genetische Veranlagung (z. B. bei familiärer Häufung oder schwerwiegenden Rhythmusstörungen) können genetische Tests durchgeführt werden:

- Identifizierung von Mutationen in Genen, die Ionenkanäle oder andere für das Herz wichtige Proteine kodieren.
- Diese Tests sind besonders relevant bei jungen Patienten oder bei Patienten ohne erkennbare äußere Auslöser.

Neue Lösungsansätze durch Gentechnik und Genmedizin

Die Gentechnik und Genmedizin eröffnen neue Möglichkeiten zur Behandlung von Herzrhythmusstörungen, einschließlich Extrasystolen. Obwohl diese Technologien noch in der frühen Entwicklungsphase sind, gibt es einige vielversprechende Ansätze:

1. Gen-Editing mit CRISPR/Cas9

- **Ziel**: Mit CRISPR/Cas9 können spezifische Mutationen, die Herzrhythmusstörungen auslösen, korrigiert werden.
- **Anwendung**: Bei bekannten genetischen Defekten, die Extrasystolen oder andere Arrhythmien verursachen, könnte diese Methode verwendet werden, um die Funktion der betroffenen Gene zu normalisieren.
- **Herausforderungen**: Die präzise Anwendung am Herzen, mögliche Nebenwirkungen und die langfristige Sicherheit sind noch Gegenstand intensiver Forschung.

2. Gentherapie

- **Prinzip**: Mit Gentherapie können fehlende oder fehlerhafte Gene ersetzt oder korrigiert werden.

- **Beispiele**:
    - Einführung von Genen, die die Funktion von Ionenkanälen stabilisieren.
    - Hemmung von Genen, die eine übermäßige elektrische Aktivität im Herzen fördern.
- **Forschungsstand**: Erste präklinische Studien zeigen vielversprechende Ergebnisse, insbesondere bei genetisch bedingten Kanalopathien.

3. RNA-basierte Therapien

- **Ansatz**: Mithilfe von RNA-Interferenz (RNAi) oder antisense-Oligonukleotiden können schädliche Genprodukte gezielt gehemmt werden.
- **Anwendung bei Extrasystolen**: Diese Methode könnte verwendet werden, um die Produktion bestimmter Proteine zu reduzieren, die mit abnormalen elektrischen Signalen assoziiert sind.

4. Stammzelltherapie

- **Ziel**: Regeneration beschädigter Herzgewebe oder Normalisierung der elektrischen Aktivität durch implantierte Zellen.
- **Potenzial**: Stammzellen könnten genutzt werden, um genetisch verändertes oder dysfunktionales Herzgewebe zu reparieren und so Extrasystolen zu reduzieren.

5. Pharmakogenetik

- **Personalisierte Medizin**: Mithilfe genetischer Tests können Medikamente individuell auf die genetische Ausstattung eines Patienten abgestimmt werden.
- **Beispiel**: Patienten mit spezifischen Genvarianten könnten von bestimmten Medikamenten profitieren, die gezielt auf die zugrunde liegende genetische Ursache abzielen.

Herausforderungen und Zukunftsperspektiven

Obwohl die Gentechnik und Genmedizin großes Potenzial bieten, gibt es noch einige Hürden:

- **Komplexität der Herzrhythmusstörungen**: Extrasystolen sind oft multifaktoriell bedingt, was die Identifikation klarer genetischer Ziele erschwert.
- **Sicherheit und Nebenwirkungen**: Eingriffe in die genetische Struktur bergen das Risiko unerwünschter Effekte, wie Off-Target-Mutationen oder immunologische Reaktionen.
- **Kosten und Zugänglichkeit**: Genetische Therapien sind derzeit noch sehr teuer und nicht allgemein verfügbar.

- **Langfristige Wirksamkeit**: Langzeitstudien sind erforderlich, um die Wirksamkeit und Sicherheit solcher Behandlungen zu bestätigen.

Fazit

Es gibt Hinweise darauf, dass genetische Faktoren eine Rolle bei der Entstehung von Extrasystolen spielen können, insbesondere bei familiärer Häufung oder spezifischen genetischen Erkrankungen. Gentechnologie und Genmedizin bieten neue, vielversprechende Ansätze zur Behandlung, beispielsweise durch Gen-Editing, Gentherapie oder RNA-basierte Methoden. Während diese Technologien noch in der Entwicklungsphase sind, könnten sie in Zukunft eine wichtige Rolle bei der personalisierten Behandlung von Extrasystolen und anderen Herzrhythmusstörungen spielen. Bis dahin bleibt die Kombination aus medizinischer Diagnostik, symptomatischer Behandlung und Lebensstilmanagement der Standardansatz.

Medikamente aus der Schulmedizin bei Extrasystolen

In der Schulmedizin werden Medikamente hauptsächlich dann eingesetzt, wenn Extrasystolen die Lebensqualität stark beeinträchtigen, mit anderen Symptomen (z. B. Schwindel, Herzrasen) einhergehen oder bei zugrunde liegenden Herzkrankheiten auftreten. Bei herzgesunden Patienten wird meist keine medikamentöse Behandlung empfohlen, da Extrasystolen in der Regel harmlos sind. Die häufigsten Medikamente sind:

1. Betablocker

- **Beispiele**: Bisoprolol, Metoprolol, Nebivolol.
- **Wirkung**: Betablocker reduzieren die sympathische Stimulation des Herzens, senken die Herzfrequenz und vermindern die Erregbarkeit der Herzmuskelzellen.
- **Anwendung**: Bei stressbedingten Extrasystolen oder wenn die Extrasystolen stark wahrgenommen werden.
- **Nebenwirkungen**: Müdigkeit, niedriger Blutdruck, Schwindel.

2. Antiarrhythmika

- **Beispiele**: Flecainid, Propafenon, Amiodaron.
- **Wirkung**: Diese Medikamente beeinflussen die elektrische Aktivität des Herzens, indem sie

Ionenkanäle blockieren oder den Refraktärzeitraum verlängern.

- **Anwendung**: Bei sehr häufigen oder komplexen Extrasystolen, insbesondere bei ventrikulären Extrasystolen.
- **Nebenwirkungen**: Abhängig vom Medikament, u. a. Sehstörungen, Schwindel, selten proarrhythmische Effekte (kann neue Rhythmusstörungen auslösen).

3. Kalium- und Magnesiumpräparate

- **Wirkung**: Stabilisieren die elektrische Aktivität des Herzens durch Ausgleich von Elektrolytstörungen.
- **Anwendung**: Bei nachgewiesenem Elektrolytmangel oder häufigen Extrasystolen in Verbindung mit Magnesium- oder Kaliummangel.
- **Nebenwirkungen**: Selten bei richtiger Dosierung, jedoch Vorsicht bei Nierenfunktionsstörungen.

4. Sedativa und Anxiolytika

- **Beispiele**: Lorazepam, Diazepam.
- **Wirkung**: Reduzieren Angst und Stress, die Extrasystolen verstärken können.
- **Anwendung**: Nur bei starker psychischer Belastung durch Extrasystolen.
- **Nebenwirkungen**: Abhängigkeitspotenzial, Sedierung.

Häufig verwendete Naturheilmittel bei Extrasystolen

Naturheilmittel zielen darauf ab, das Herz zu stärken, das Nervensystem zu beruhigen und Entzündungen zu reduzieren. Folgende Mittel sind besonders verbreitet:

1. Weißdorn (Crataegus)

- **Formen**: Tee, Kapseln, Tropfen.
- **Wirkung**: Weißdorn verbessert die Durchblutung des Herzens, stärkt den Herzmuskel und hat eine beruhigende Wirkung auf den Herzrhythmus.
- **Anwendung**: Bei leichten Herzrhythmusstörungen oder nervösen Herzbeschwerden.

2. Passionsblume (Passiflora incarnata)

- **Wirkung**: Beruhigt das Nervensystem und reduziert Stress, der Extrasystolen fördern kann.
- **Anwendung**: Als Tee, Tropfen oder Kapseln bei stressbedingten Extrasystolen.

3. Baldrian (Valeriana officinalis)

- **Wirkung**: Hat eine beruhigende Wirkung und kann bei nervösen Herzrhythmusstörungen hilfreich sein.

- **Anwendung**: Vor allem bei Extrasystolen, die mit Schlafproblemen oder Stress einhergehen.

4. Magnesiumreiche Lebensmittel oder Präparate

- **Wirkung**: Magnesium stabilisiert die elektrische Erregbarkeit des Herzens.
- **Quellen**: Nüsse, Samen, Vollkornprodukte, Nahrungsergänzungsmittel.

5. Omega-3-Fettsäuren

- **Quellen**: Fischöl, Leinöl, Chiasamen.
- **Wirkung**: Wirken entzündungshemmend und unterstützen die Herzgesundheit.

6. Melisse (Melissa officinalis)

- **Wirkung**: Hat eine beruhigende Wirkung auf das Nervensystem und kann nervös bedingte Extrasystolen lindern.
- **Anwendung**: Als Tee oder ätherisches Öl.

Alternativmedizinische Ansätze

Die Alternativmedizin bietet verschiedene Ansätze zur Behandlung von Extrasystolen, insbesondere durch klassische Homöopathie, Akupunktur oder bioenergetische Methoden.

1. Klassische Homöopathie

Die Wahl des homöopathischen Mittels erfolgt individuell und richtet sich nach der Konstitution des Patienten und den spezifischen Symptomen.

- **Arnica montana**: Bei Extrasystolen durch Überanstrengung oder körperliche Belastung.
- **Aconitum napellus**: Bei Extrasystolen mit plötzlichem Auftreten und begleitet von Angst oder Panik.
- **Crataegus**: Ähnlich wie in der Phytotherapie, zur Unterstützung der Herzfunktion.
- **Nux vomica**: Bei stress- oder koffeinbedingten Extrasystolen, besonders wenn sie mit Reizbarkeit einhergehen.
- **Ignatia amara**: Bei Extrasystolen, die mit emotionalem Stress oder Kummer verbunden sind.
- **Digitalis purpurea**: Bei wahrnehmbaren Extrasystolen mit starkem Herzklopfen.

2. Akupunktur

- Akupunktur zielt darauf ab, die energetische Balance des Körpers zu fördern und Stress sowie nervöse Überaktivität zu reduzieren.
- Punkte zur Stimulation des Herz-Kreislauf-Systems und zur Beruhigung des Nervensystems werden spezifisch ausgewählt.

3. Ayurveda

- Kräuter wie **Ashwagandha** oder **Brahmi** werden zur Stressreduktion und Beruhigung des Nervensystems eingesetzt.
- Spezielle Massagen (Abhyanga) und Atemtechniken (Pranayama) fördern die Entspannung und können das Herz entlasten.

4. Biofeedback und Herzfrequenz-variabilitätstraining

- Biofeedback-Geräte helfen, die Kontrolle über den Herzrhythmus zu verbessern und stressbedingte Extrasystolen zu reduzieren.
- Ziel ist es, durch gezielte Atemübungen und mentale Techniken das autonome Nervensystem zu regulieren.

5. Schüssler-Salze

- **Nr. 5 Kalium phosphoricum**: Unterstützt das Nervensystem und wirkt bei stressbedingten Extrasystolen.
- **Nr. 7 Magnesium phosphoricum**: Fördert die Entspannung der Muskulatur, einschließlich des Herzens.

Fazit

Die Behandlung von Extrasystolen hängt von der Ursache und dem individuellen Empfinden ab. In der Schulmedizin kommen vor allem Betablocker, Antiarrhythmika und Elektrolytpräparate zum Einsatz, während Naturheilmittel wie Weißdorn, Baldrian oder Omega-3-Fettsäuren beruhigend wirken können. Alternativmedizinische Ansätze wie Homöopathie, Akupunktur oder Ayurveda zielen darauf ab, das Nervensystem zu stärken, den Stress zu reduzieren und das Herz energetisch zu unterstützen. Die Wahl der Behandlungsmethode sollte immer individuell angepasst und bei anhaltenden Beschwerden ärztlich begleitet werden.

Studien über die Häufigkeit von Extrasystolen liefern wichtige Erkenntnisse darüber, wie Alter, Geschlecht und möglicherweise auch geografische Faktoren die Prävalenz beeinflussen. Obwohl Extrasystolen weltweit verbreitet sind, gibt es Unterschiede in ihrer Häufigkeit, Wahrnehmung und klinischen Bedeutung, die durch individuelle, kulturelle und medizinische Faktoren beeinflusst werden können.

---

1. Häufigkeit von Extrasystolen in der allgemeinen Bevölkerung

- **Studien zur Prävalenz**: Untersuchungen zeigen, dass Extrasystolen bei bis zu **50–75 % der Erwachsenen** während eines 24-Stunden-EKGs festgestellt werden können, selbst bei herzgesunden Menschen.
- **Gelegentliche Extrasystolen**: Diese sind bei nahezu allen Menschen nachweisbar, wenn sie lange genug überwacht werden (z. B. über Wochen oder Monate).

---

2. Einfluss von Alter und Geschlecht

a) Alter

- **Höhere Prävalenz im Alter**: Mit zunehmendem Alter steigt die Häufigkeit von

Extrasystolen, insbesondere von ventrikulären Extrasystolen (VES).

- ○ **Ursache**: Altersbedingte Veränderungen im Herzgewebe (z. B. Fibrose), reduzierte Herzfunktion und altersbedingte Komorbiditäten wie Bluthochdruck oder koronare Herzkrankheit.
- ○ Studien zeigen, dass ventrikuläre Extrasystolen bei über **60 % der Menschen über 60 Jahre** auftreten.

- **Kinder und Jugendliche**: Extrasystolen sind in dieser Altersgruppe seltener, treten aber gelegentlich auf, oft ohne pathologische Bedeutung.

b) Geschlecht

- **Frauen**: Studien deuten darauf hin, dass Frauen häufiger unter **supraventrikulären Extrasystolen (SVES)** leiden. Dies könnte mit hormonellen Schwankungen (z. B. Menstruation, Schwangerschaft oder Menopause) zusammenhängen.
- **Männer**: Männer neigen häufiger zu **ventrikulären Extrasystolen (VES)**, insbesondere wenn sie mit strukturellen Herzerkrankungen assoziiert sind.
- **Wahrnehmung**: Frauen berichten häufiger über Symptome wie Herzstolpern, was möglicherweise auf eine größere Sensibilität für Herzrhythmen hindeutet.

3. Einfluss von geografischen und regionalen Faktoren

a) Unterschiede zwischen Ländern

Es gibt keine Hinweise darauf, dass Extrasystolen in bestimmten Regionen häufiger auftreten, allerdings können regionale Unterschiede in der Wahrnehmung, Diagnose und Behandlung bestehen. Mögliche Faktoren sind:

- **Lebensstil und Ernährung**:
  - In Regionen mit hoher Koffeinaufnahme (z. B. Kaffee in Skandinavien) oder hohem Alkoholkonsum können triggerbedingte Extrasystolen häufiger auftreten.
  - Gegenden mit herzfreundlicher Ernährung (z. B. Mittelmeerregion) könnten eine geringere Prävalenz von Herzrhythmusstörungen aufweisen.
- **Stresslevel und Arbeitskultur**: Stress, ein häufiger Trigger für Extrasystolen, variiert je nach Land und kulturellen Gepflogenheiten.
  - Beispielsweise können in stark industrialisierten und stressintensiven Ländern wie Japan oder den USA stressinduzierte Extrasystolen häufiger auftreten.

b) Kulturelle und medizinische Unterschiede

- **Diagnoseraten**: Länder mit besserem Zugang zu medizinischen Technologien (z. B. Langzeit-EKG, Screening) erkennen Extrasystolen häufiger, was die dokumentierte Prävalenz beeinflusst.
- **Kulturelle Wahrnehmung**: In westlichen Ländern, wo die Aufmerksamkeit für Herzerkrankungen hoch ist, werden Extrasystolen häufiger als problematisch wahrgenommen, was die diagnostische Häufigkeit erhöhen könnte.

---

4. Zusammenhang mit Lebensstil und sozialen Faktoren

- **Übergewicht und Adipositas**: Diese Zustände, die in vielen industrialisierten Ländern zunehmen, sind mit einer höheren Prävalenz von Extrasystolen assoziiert.
- **Bewegungsmangel**: Sedentarismus fördert Herz-Kreislauf-Probleme, die indirekt die Entstehung von Extrasystolen begünstigen können.
- **Substanzkonsum**: In Regionen mit hohem Konsum von Nikotin, Alkohol oder Stimulanzien (z. B. Energydrinks) treten Extrasystolen häufiger auf.

5. Zusammenfassung epidemiologischer Studien

- **Framingham Heart Study**:
  - o Langfristige Studie zur Herzgesundheit in den USA.
  - o Ergebnisse: Extrasystolen sind häufig und nehmen mit dem Alter zu; ventrikuläre Extrasystolen sind ein Prädiktor für kardiale Ereignisse bei Menschen mit bestehenden Herzerkrankungen.
- **Multinationales ESCARVAL-Risiko-Projekt (Europa)**:
  - o Prävalenz von Extrasystolen hängt stark von zugrunde liegenden Risikofaktoren (Bluthochdruck, Diabetes) ab.
- **China Kadoorie Biobank Study**:
  - o Extrasystolen wurden häufiger bei älteren Menschen in urbanen Regionen gefunden, möglicherweise durch Stress oder urbanisierte Lebensweise.

---

6. Forschungslücken und Herausforderungen

- **Daten zur regionalen Prävalenz**: Es gibt wenig spezifische Studien, die geografische Unterschiede direkt untersuchen.

- **Unterschätzte Prävalenz**: In Entwicklungsländern oder ländlichen Regionen mit eingeschränktem Zugang zur medizinischen Diagnostik könnte die Häufigkeit von Extrasystolen unterschätzt werden.

Fazit

Extrasystolen sind weltweit verbreitet und treten häufiger mit zunehmendem Alter und bei Männern auf, insbesondere ventrikuläre Extrasystolen. Supraventrikuläre Extrasystolen sind häufiger bei Frauen, was hormonelle Einflüsse nahelegt. Geografische Unterschiede in der dokumentierten Prävalenz spiegeln oft Variationen im Lebensstil, in der medizinischen Versorgung und in der Wahrnehmung wider. Obwohl bestimmte Länder durch Lebensstilfaktoren wie Ernährung, Stress oder Substanzkonsum ein höheres Risiko haben könnten, fehlen spezifische Daten zur regionalen Häufigkeit. Künftige Studien könnten helfen, diese Unterschiede besser zu verstehen und gezielte Präventionsstrategien zu entwickeln.

Eine elektrophysiologische Untersuchung (EPU) und gegebenenfalls eine Ablation können bei Extrasystolen in Betracht gezogen werden, wenn bestimmte Kriterien erfüllt sind. Diese Eingriffe sind darauf ausgelegt, den genauen Ursprung der Extrasystolen zu identifizieren und diese durch gezielte Verödung (Ablation) zu behandeln. Die Entscheidung hängt von der Häufigkeit, den Symptomen, der zugrunde liegenden Herzgesundheit und dem Risiko-Nutzen-Verhältnis ab.

Wann ist eine EPU oder Ablation bei Extrasystolen indiziert?

1. Symptomatische Extrasystolen

- **Starke Symptome**: Wenn Extrasystolen die Lebensqualität erheblich beeinträchtigen (z. B. durch häufiges Herzstolpern, Druckgefühl in der Brust, Schwindel oder Angst) und andere Behandlungsansätze wie Medikamente oder Lebensstiländerungen keine ausreichende Linderung bieten.
- **Emotionale Belastung**: Patienten, die trotz medizinischer Unbedenklichkeit der Extrasystolen stark verängstigt sind und psychosoziale Einschränkungen erleben.

2. Häufige ventrikuläre Extrasystolen

- **Frequenz**: Eine Ablation wird häufig in Betracht gezogen, wenn >10–15 % der Herzschläge als ventrikuläre Extrasystolen auftreten (d. h. 10.000–15.000 pro 24 Stunden im Langzeit-EKG).
  - Diese Häufigkeit kann zu einer ventrikulären Belastung und langfristig zu einer sogenannten **tachykardieinduzierten Kardiomyopathie** führen.
- **Morphologie**: Monomorphe ventrikuläre Extrasystolen (d. h. Extrasystolen, die vom selben Ursprungsort ausgehen) sind technisch einfacher zu behandeln und eine häufige Indikation für eine Ablation.

3. Therapierefraktäre Extrasystolen

- Wenn medikamentöse Behandlungen (z. B. Betablocker oder Antiarrhythmika) unwirksam sind, nicht vertragen werden oder nicht gewünscht sind.

4. Gefährliche Extrasystolen

- **Assoziation mit schwerwiegenden Arrhythmien**: Wenn Extrasystolen mit potenziell lebensbedrohlichen Herzrhythmusstörungen wie ventrikulärer

Tachykardie oder Kammerflimmern assoziiert sind.

- **Strukturelle Herzerkrankungen**: Bei Patienten mit zugrunde liegenden Herzerkrankungen (z. B. Kardiomyopathien, Myokarditis), die durch Extrasystolen destabilisiert werden könnten.

5. Junge Patienten

- Besonders bei jungen herzgesunden Menschen mit belastender Symptomatik kann eine Ablation eine dauerhafte Lösung darstellen, da sie Medikamente langfristig vermeiden können.

Risiken einer EPU und Ablation

Die elektrophysiologische Untersuchung und Ablation sind minimalinvasive Eingriffe, die jedoch mit bestimmten Risiken verbunden sind. Die meisten Komplikationen sind selten, aber potenziell schwerwiegend.

1. Allgemeine Risiken der EPU

- **Gefäßkomplikationen**: Blutergüsse, Blutungen oder Gefäßverletzungen an der Punktionsstelle (meist in der Leiste).
- **Infektionen**: Geringes Risiko einer Infektion an der Einstichstelle.

- **Herzperforation**: Seltene Komplikation, bei der die Herzwand durch die Katheter verletzt wird, was zu einem Perikarderguss oder -tamponade führen kann.
- **Arrhythmie-Induktion**: Die gezielte Stimulation des Herzens während der EPU kann vorübergehende oder anhaltende Rhythmusstörungen auslösen.

2. Spezifische Risiken der Ablation

- **Schädigung des Herzgewebes**: Die Verödung kann benachbartes Gewebe beeinträchtigen, was zu neuen Arrhythmien führen kann.
- **Proarrhythmische Effekte**: In seltenen Fällen können durch die Ablation neue Herzrhythmusstörungen entstehen.
- **Thrombose oder Embolie**: Das Verfahren kann Blutgerinnsel auslösen, die zu einem Schlaganfall führen könnten. Dies ist jedoch selten und durch den Einsatz von Blutverdünnern gut kontrollierbar.
- **AV-Block**: Bei Ablationen in der Nähe des AV-Knotens kann es zu einer dauerhaften Schädigung kommen, die einen Herzschrittmacher erforderlich machen würde.
- **Lungenvenenstenose** (bei Ablationen im linken Vorhof): Eine Verengung der Lungenvenen kann bei spezifischen Eingriffen wie der Behandlung von Vorhofflimmern auftreten, ist jedoch bei Extrasystolen-Ablationen selten.

3. Seltene, aber ernste Risiken

- **Herzinfarkt**: Sehr selten, aber möglich bei komplexeren Ablationen.
- **Tod**: Extrem selten (Risiko <0,1 %), tritt vor allem bei Patienten mit schweren Vorerkrankungen auf.

Erfolgschancen und Langzeitergebnisse

1. Erfolgsraten

- **Ventrikuläre Extrasystolen**: Ablationen sind bei monomorphen ventrikulären Extrasystolen sehr erfolgreich, mit einer Erfolgsrate von **70–90 %**, abhängig vom Ursprung der Extrasystolen.
- **Supraventrikuläre Extrasystolen**: Hier ist die Erfolgsrate ebenfalls hoch, da die Ablationsstellen oft klar lokalisierbar sind.

2. Wiederauftreten

- In einigen Fällen können Extrasystolen nach einer Ablation erneut auftreten, insbesondere wenn mehrere ektopische Zentren oder schwer zugängliche Regionen im Spiel sind.
- Eine erneute Ablation ist möglich und oft erfolgreich.

Fazit

Eine EPU und Ablation bei Extrasystolen sind sinnvoll, wenn diese häufig, symptomatisch oder therapierefraktär sind oder das Risiko einer Kardiomyopathie besteht. Der Eingriff ist besonders geeignet für Patienten, die eine medikamentenfreie, langfristige Lösung suchen, oder bei denen medikamentöse Therapien nicht wirksam sind. Die Risiken sind insgesamt gering, sollten jedoch sorgfältig gegen die potenziellen Vorteile abgewogen werden. Eine individuelle Beratung durch einen erfahrenen Kardiologen oder Elektrophysiologen ist essenziell, um die bestmögliche Entscheidung zu treffen.

Häufigste Ursachen für Extrasystolen

Extrasystolen sind vorzeitige Herzschläge, die in den meisten Fällen harmlos sind, insbesondere bei herzgesunden Menschen. Die häufigsten Ursachen lassen sich in **funktionelle, äußere und medizinische Faktoren** einteilen.

1. Funktionelle Ursachen

Diese Ursachen betreffen die normale physiologische Funktion des Herzens und des Nervensystems:

- **Stress und Angst**: Psychische Belastungen aktivieren das sympathische Nervensystem und erhöhen die Ausschüttung von Stresshormonen (Adrenalin, Noradrenalin), was die elektrische Erregbarkeit des Herzens erhöht.
- **Schlafmangel**: Schlafmangel stört das Gleichgewicht des autonomen Nervensystems und kann Extrasystolen begünstigen.
- **Körperliche Erschöpfung**: Übermäßige Belastung oder Übertraining, insbesondere bei Sportlern, kann Extrasystolen auslösen.

2. Äußere Auslöser

Externe Faktoren, die die Herzfrequenz und die Erregbarkeit beeinflussen, gehören zu den häufigsten Ursachen:

- **Koffein**: Übermäßiger Konsum von Kaffee, Tee, Energydrinks oder Cola kann Extrasystolen fördern.
- **Alkohol**: Besonders bei exzessivem Konsum kann Alkohol die elektrische Stabilität des Herzens stören.
- **Nikotin**: Rauchen erhöht die sympathische Aktivität und kann Extrasystolen begünstigen.
- **Medikamente**: Bestimmte Arzneimittel, insbesondere Stimulanzien, Bronchodilatatoren, abschwellende Mittel oder Schilddrüsenhormone, können Extrasystolen verursachen.
- **Elektrolytstörungen**: Ein Mangel oder ein Ungleichgewicht von Kalium, Magnesium oder Kalzium kann die elektrische Stabilität des Herzens beeinträchtigen.

3. Medizinische Ursachen

Selbst bei herzgesunden Menschen können medizinische Faktoren eine Rolle spielen:

- **Hormonelle Veränderungen**: Schwankungen während des Menstruationszyklus, der Schwangerschaft oder durch Schilddrüsenerkrankungen (Hyperthyreose) können Extrasystolen auslösen.
- **Dehydration**: Flüssigkeitsmangel beeinflusst die Elektrolyte und die Herztätigkeit.
- **Reflux und Magen-Darm-Beschwerden**: Ein irritierter Vagusnerv, beispielsweise durch

Sodbrennen oder Blähungen, kann reflektorisch Extrasystolen auslösen.

Seltene Ursachen für Extrasystolen

Seltene Ursachen sind meist mit zugrunde liegenden Krankheiten oder besonderen Umständen verbunden. Diese betreffen sowohl strukturelle als auch genetische und externe Faktoren.

1. Seltene strukturelle und organische Ursachen

- **Herzkrankheiten**:
    - Hypertrophe oder dilatative Kardiomyopathie.
    - Arrhythmogene rechtsventrikuläre Kardiomyopathie (ARVC).
    - Myokarditis (Herzmuskelentzündung), oft infolge von viralen Infektionen.
- **Koronare Herzkrankheit (KHK)**: Besonders bei Patienten mit Ischämie kann das Herz elektrisch instabil werden und Extrasystolen erzeugen.
- **Postoperatives Herzsyndrom**: Extrasystolen können nach herzchirurgischen Eingriffen auftreten.

2. Genetische Ursachen

- **Kanalopathien**: Seltene genetische Defekte in Ionenkanälen des Herzens, die die elektrische Aktivität stören.
  - Beispiele: Long-QT-Syndrom, Brugada-Syndrom, katecholaminerge polymorphe ventrikuläre Tachykardie (CPVT).
- **Familienbedingte Arrhythmien**: Genetische Veranlagungen, die zu einer erhöhten Erregbarkeit des Herzens führen.

3. Externe oder mechanische Ursachen

- **Trauma**: Direkte Verletzungen des Herzens oder der Brust können Extrasystolen auslösen.
- **Kälteexposition**: Extreme Kälte kann reflektorisch Herzrhythmusstörungen hervorrufen.
- **Schwermetallvergiftungen**: Seltene Fälle von Vergiftungen mit Blei, Quecksilber oder Arsen können Extrasystolen begünstigen.

4. Seltene systemische Erkrankungen

- **Autoimmunerkrankungen**: Erkrankungen wie Lupus erythematodes oder rheumatoide Arthritis können das Herzgewebe angreifen und Extrasystolen auslösen.

- **Neurologische Erkrankungen**: Zustände wie Epilepsie oder autonome Dysfunktionen können sekundär Extrasystolen verursachen.
- **Pheochromozytom**: Ein seltener, hormonproduzierender Tumor der Nebenniere, der zu überschießender Adrenalinproduktion führt und Extrasystolen fördert.

5. Iatrogen (durch medizinische Eingriffe verursacht)

- **Kardiologische Eingriffe**: Herzkatheteruntersuchungen, Schrittmacherimplantationen oder Ablationen können vorübergehende Extrasystolen hervorrufen.
- **Chemotherapie**: Bestimmte Chemotherapeutika, wie Anthrazykline, können toxisch auf das Herz wirken.

Zusammenfassung der häufigsten und seltensten Ursachen

Häufigste Ursachen	Seltenste Ursachen
Stress, Angst	Kanalopathien (z. B. Long-QT-Syndrom, Brugada-Syndrom)
Koffein, Alkohol, Nikotin	Seltene Herzkrankheiten (z. B. ARVC, Kardiomyopathien)
Schlafmangel, Dehydration	Autoimmunerkrankungen (z. B. Lupus, rheumatoide Arthritis)
Elektrolytstörungen	Schwermetallvergiftungen (Blei, Quecksilber)
Reflux, Vagusreizungen	Tumoren wie Pheochromozytom
Hormonelle Veränderungen	Neurologische Erkrankungen oder Trauma

Fazit

Die häufigsten Ursachen für Extrasystolen sind funktionelle und äußere Faktoren wie Stress, Koffein oder Schlafmangel, die in der Regel harmlos sind. Seltene Ursachen umfassen genetische Defekte, seltene Herzerkrankungen, Autoimmunerkrankungen oder Schwermetallvergiftungen, die oft eine gründliche Diagnostik erfordern. Eine individuelle

Untersuchung durch einen Kardiologen ist entscheidend, um harmlose von potenziell gefährlichen Ursachen zu unterscheiden und eine angemessene Behandlung zu ermöglichen.

Herzmeditationsübung für Menschen mit Extrasystolen und Angst

Diese Meditation ist speziell für Menschen gedacht, die unter Extrasystolen leiden und dabei Angst empfinden. Sie hilft, den Geist zu beruhigen, das Herz zu entspannen und die Wahrnehmung von Extrasystolen in einen positiven Zusammenhang zu bringen. Ziel ist es, eine liebevolle Verbindung zu Ihrem Herzen aufzubauen und den Fokus auf Ruhe und Vertrauen zu lenken.

Einleitung

Extrasystolen sind in den meisten Fällen harmlos, doch sie können das Sicherheitsempfinden beeinträchtigen. Diese Meditation nutzt bewährte Techniken aus der Achtsamkeit, Atemarbeit und Visualisierung, um Ihnen zu helfen, Ihre Ängste loszulassen und eine tiefere Gelassenheit zu finden.

- **Dauer**: 20–30 Minuten
- **Vorbereitung**: Sorgen Sie dafür, dass Sie ungestört sind. Setzen Sie sich bequem hin oder legen Sie sich flach auf eine weiche Unterlage. Schalten Sie Ihr Telefon auf lautlos und dimmen Sie, wenn möglich, das Licht.

Schritt 1: Ankommen und entspannen (5 Minuten)

Beginnen Sie, indem Sie sich in eine angenehme Position begeben:

- Wenn Sie sitzen, achten Sie darauf, dass Ihre Füße fest auf dem Boden stehen, Ihr Rücken gerade ist und Ihre Hände entspannt auf Ihren Oberschenkeln ruhen.
- Wenn Sie liegen, legen Sie Ihre Arme entspannt neben den Körper und achten Sie darauf, dass Ihre Schultern locker sind.

Schließen Sie die Augen und nehmen Sie zunächst drei tiefe Atemzüge:

1. Atmen Sie tief durch die Nase ein und lassen Sie die Luft langsam durch den Mund entweichen.
2. Spüren Sie, wie sich mit jedem Ausatmen Ihr Körper ein Stück mehr entspannt.
3. Mit jedem Einatmen laden Sie Ruhe und Gelassenheit ein, mit jedem Ausatmen lassen Sie Anspannung und Sorgen los.

Nun kehren Sie zu Ihrem normalen Atemrhythmus zurück und beobachten einfach, wie die Luft ein- und ausströmt. Es gibt nichts zu tun – nur sein.

Schritt 2: Den Körper wahrnehmen (5 Minuten)

Lenken Sie Ihre Aufmerksamkeit sanft auf Ihren Körper. Scannen Sie ihn langsam von Kopf bis Fuß:

1. Beginnen Sie bei Ihrer Kopfhaut. Spüren Sie, ob sie entspannt ist.
2. Wandern Sie über Ihre Stirn, Ihre Augen, Ihren Mund – entspannen Sie bewusst diese Bereiche.
3. Gehen Sie weiter zu Ihrem Hals, Ihren Schultern, und lösen Sie Spannungen, wenn Sie welche bemerken.
4. Fühlen Sie in Ihren Brustkorb hinein. Spüren Sie, wie er sich mit jedem Atemzug hebt und senkt.
5. Lassen Sie Ihren Fokus zu Ihrem Herzraum wandern. Spüren Sie die sanfte Bewegung Ihres Herzschlags, ohne ihn zu bewerten.

Falls Sie Extrasystolen spüren, betrachten Sie sie einfach neugierig, wie ein Forscher, der etwas Neues entdeckt. Sie brauchen nichts zu tun – einfach nur beobachten.

Schritt 3: Verbindung mit dem Herzen aufbauen (10 Minuten)

Jetzt richten Sie Ihre volle Aufmerksamkeit auf Ihr Herz. Stellen Sie sich vor, dass Sie Ihrem Herzen in diesem Moment zuhören können, als würde es Ihnen etwas sagen wollen.

1. Visualisierung: Ihr Herz als Quelle des Lebens

- Stellen Sie sich vor, Ihr Herz sei eine warme, leuchtende Kugel in der Mitte Ihrer Brust. Vielleicht ist es rot oder golden – wählen Sie eine Farbe, die Ihnen angenehm erscheint.
- Dieses Licht symbolisiert die Energie und Liebe, die Ihr Herz jeden Tag in Ihren Körper sendet, um Sie am Leben zu halten.
- Spüren Sie, wie dankbar Sie für diese Arbeit sind, die Ihr Herz unermüdlich leistet. Es schlägt für Sie, Tag und Nacht, ohne Pause.

2. Atemarbeit: Mit dem Herzen in Einklang atmen

- Atmen Sie jetzt bewusst in Ihren Herzraum. Stellen Sie sich vor, dass Sie mit jedem Einatmen dieses warme Licht in Ihre Brust einladen.
- Beim Ausatmen lassen Sie alles los, was sich angespannt oder schwer anfühlt.
- Wiederholen Sie innerlich: „Mit jedem Atemzug finde ich Ruhe in meinem Herzen."

3. Affirmation: Vertrauen in das Herz stärken

Sagen Sie sich innerlich:

- „Mein Herz ist stark und gesund."

- „Extrasystolen sind vorübergehende Wellen, die mich nicht aus der Ruhe bringen.“
- „Ich vertraue meinem Herzrhythmus.“

Schritt 4: Die Angst annehmen und loslassen (5 Minuten)

Falls Sie während der Meditation Angst spüren, nehmen Sie sie bewusst wahr. Es ist in Ordnung, Angst zu haben – aber Sie müssen sich von ihr nicht beherrschen lassen. Probieren Sie folgende Technik:

1. Angst visualisieren

- Stellen Sie sich vor, dass Ihre Angst eine Wolke in Ihrer Brust ist – vielleicht dunkelgrau oder schwer.
- Beim Einatmen leuchtet das Licht Ihres Herzens heller und heller.
- Mit jedem Ausatmen lassen Sie ein kleines Stück dieser Wolke los. Die Angst wird immer leichter und löst sich schließlich auf.

2. Mitgefühl für sich selbst entwickeln

- Sagen Sie innerlich: „Ich sehe meine Angst, und das ist okay. Sie darf da sein.“
- Senden Sie Ihrem Herzen Mitgefühl: „Ich sorge gut für dich, Herz. Wir schaffen das zusammen.“

Schritt 5: Abschluss und Dankbarkeit (5 Minuten)

Bringen Sie die Übung zu einem sanften Ende:

1. Stellen Sie sich vor, Ihr Herzraum ist jetzt vollständig von warmem Licht durchflutet.
2. Senden Sie Ihrem Herzen ein „Danke". Sagen Sie innerlich: „Danke, dass du für mich schlägst. Danke, dass du mich trägst."
3. Wenn Sie möchten, können Sie Ihre Hände sanft auf Ihre Brust legen, um diese Verbindung zu verstärken.

Atmen Sie noch drei tiefe Atemzüge:

1. Einatmen – Ruhe einladen.
2. Ausatmen – Dankbarkeit ausstrahlen.
3. Spüren Sie das Gefühl von Gelassenheit und Vertrauen in Ihrem Körper.

Öffnen Sie dann langsam Ihre Augen und nehmen Sie die Umgebung wieder wahr.

Wiederholbarkeit und Integration in den Alltag

Diese Meditation kann regelmäßig praktiziert werden, insbesondere dann, wenn Sie Extrasystolen oder Angst bemerken. Sie können die Übung auch verkürzen, indem Sie nur einzelne Elemente verwenden, z. B. die Atemarbeit oder die Affirmationen.

Tipps für den Alltag:

- Wenn Sie Extrasystolen bemerken, erinnern Sie sich an das Bild Ihres leuchtenden Herzens.
- Atmen Sie bewusst und sagen Sie sich: „Ich vertraue meinem Herzrhythmus."
- Entwickeln Sie ein kleines Ritual, z. B. morgens oder abends fünf Minuten Dankbarkeit für Ihr Herz zu praktizieren.

Fazit

Diese Herzmeditation hilft Ihnen, Extrasystolen nicht als Bedrohung, sondern als Teil Ihrer körperlichen Realität zu akzeptieren. Durch Atemarbeit, Visualisierung und Selbstmitgefühl stärken Sie Ihr Vertrauen in Ihr Herz und bauen Angst ab. Die regelmäßige Praxis dieser Übung kann Ihnen helfen, gelassener mit Extrasystolen umzugehen und eine liebevolle Verbindung zu Ihrem Herzen zu entwickeln.

Kann Sport bei Extrasystolen helfen?

Sport kann bei Extrasystolen helfen, insbesondere wenn diese bei herzgesunden Menschen auftreten. Regelmäßige körperliche Aktivität hat viele positive Effekte auf das Herz-Kreislauf-System, die Häufigkeit von Extrasystolen und die Wahrnehmung der Symptome. Allerdings hängt die Wahl der Sportart und der Intensität vom individuellen Gesundheitszustand ab.

Wie wirkt Sport bei Extrasystolen positiv?

1. Verbesserung der Herzgesundheit

- **Stärkung des Herzmuskels**: Regelmäßiger Sport fördert die Effizienz des Herzens, indem er den Herzmuskel stärkt. Ein stärkeres Herz arbeitet ökonomischer und ist weniger anfällig für Rhythmusstörungen.
- **Förderung der Durchblutung**: Sport verbessert die Blutzufuhr zu Herz und Körper, was zu einer besseren Sauerstoffversorgung und einem ausgeglichenen Herzrhythmus führt.

2. Regulation des autonomen Nervensystems

- **Parasympathische Aktivität**: Moderate körperliche Aktivität kann die Aktivität des

Parasympathikus fördern, der beruhigend auf das Herz wirkt.

- **Stressabbau**: Sport hilft, Stresshormone wie Adrenalin und Cortisol abzubauen, die Extrasystolen begünstigen können.

3. Elektrolythaushalt

- **Verbesserung des Kalium- und Magnesiumhaushalts**: Sport regt den Stoffwechsel an und unterstützt die Aufrechterhaltung eines stabilen Elektrolythaushalts, was für die elektrische Stabilität des Herzens wichtig ist.

4. Psychologische Effekte

- **Reduktion von Angst und Wahrnehmung**: Sport hat nachweislich positive Effekte auf die psychische Gesundheit und kann helfen, die übermäßige Wahrnehmung von Extrasystolen zu verringern.
- **Stärkung des Selbstbewusstseins**: Menschen, die regelmäßig Sport treiben, entwickeln oft ein besseres Vertrauen in ihren Körper und ihre Herzgesundheit.

Welche Sportarten sind bei Extrasystolen empfehlenswert?

1. Moderater Ausdauersport

Ausdauersportarten haben eine beruhigende Wirkung auf das Herz und fördern die allgemeine Herzgesundheit. Sie werden besonders empfohlen:

- **Beispiele**:
  - Gehen oder Nordic Walking
  - Wandern
  - Schwimmen (in moderatem Tempo)
  - Radfahren
  - Joggen (in gemächlichem Tempo)
- **Vorteile**: Diese Sportarten fördern die parasympathische Aktivität, bauen Stress ab und stärken den Herzmuskel.

2. Yoga und Pilates

- **Wirkung**: Diese Sportarten kombinieren sanfte Bewegung, Atemkontrolle und Achtsamkeit, was das autonome Nervensystem reguliert und beruhigend auf den Herzrhythmus wirkt.
- **Besonders hilfreich**: Yoga-Übungen wie Pranayama (Atemtechniken) und Asanas (Körperhaltungen) können Stress reduzieren und die Wahrnehmung von Extrasystolen mindern.

3. Leichtes Krafttraining

- **Wirkung**: Stärkt die Muskulatur und verbessert die allgemeine körperliche Fitness, ohne das Herz übermäßig zu belasten.
- **Empfehlung**: Übungen mit Eigengewicht oder moderatem Widerstand (z. B. Therabänder oder leichte Hanteln).

4. Achtsame Bewegungsformen

- **Beispiele**: Tai Chi, Qi Gong.
- **Vorteile**: Diese Sportarten fördern die innere Ruhe, verbessern die Körperwahrnehmung und wirken entspannend auf das Nervensystem.

Welche Sportarten sollte man bei Extrasystolen meiden?

1. Hochintensives Intervalltraining (HIIT)

- **Warum meiden?**: Sehr intensives Training kann das sympathische Nervensystem überstimulieren und die Häufigkeit von Extrasystolen erhöhen.

2. Extremsportarten

- **Beispiele**: Marathonlauf, Triathlon, intensives Bergsteigen.

- **Warum meiden?**: Extremsportarten können das Herz übermäßig belasten und bei prädisponierten Personen rhythmogene Risiken erhöhen.

3. Sportarten mit plötzlichen Belastungswechseln

- **Beispiele**: Fußball, Basketball, Tennis.
- **Warum meiden?**: Schnelle Wechsel zwischen intensiver Belastung und Ruhe können Extrasystolen begünstigen.

4. Tauchen

- **Warum meiden?**: Veränderungen des Drucks und des Sauerstoffniveaus können bei empfindlichen Personen Herzrhythmusstörungen auslösen.

5. Leistungssport

- **Warum meiden?**: Dauerhafte Überbelastung und Stress im Leistungssport können die Wahrscheinlichkeit von Extrasystolen erhöhen.

Wie sollte man Sport bei Extrasystolen angehen?

1. Individuelle Belastung bestimmen

- Lassen Sie sich vor Beginn eines Sportprogramms von einem Kardiologen untersuchen. Ein Belastungs-EKG kann helfen, die individuelle Belastbarkeit zu bestimmen und auszuschließen, dass die Extrasystolen mit einer zugrunde liegenden Herzerkrankung zusammenhängen.

2. Langsam beginnen

- Steigern Sie die Intensität und Dauer der körperlichen Aktivität schrittweise, um den Körper an die Belastung zu gewöhnen.

3. Pausen einlegen

- Planen Sie Erholungsphasen ein und vermeiden Sie Überanstrengung. Hören Sie auf Ihren Körper – wenn Sie sich unwohl fühlen oder Symptome auftreten, reduzieren Sie die Intensität.

4. Hydration sicherstellen

- Trinken Sie ausreichend Wasser, um Dehydration und Elektrolytstörungen

vorzubeugen, die Extrasystolen auslösen
können.

5. Entspannung integrieren

- Kombinieren Sie körperliche Aktivität mit
  Entspannungsübungen wie Atemtechniken
  oder Meditation, um das parasympathische
  Nervensystem zu fördern.

Fazit

Sport kann bei Extrasystolen helfen, indem er das Herz
stärkt, Stress abbaut und das autonome Nervensystem
reguliert. Besonders Ausdauersportarten wie Gehen,
Schwimmen oder Yoga sind geeignet, da sie
beruhigend auf das Herz wirken. Hingegen sollten
hochintensive oder belastende Sportarten wie
Extremsport oder Tauchen vermieden werden.
Wichtig ist, ein moderates, individuell angepasstes
Sportprogramm in Abstimmung mit einem Arzt zu
entwickeln, um die positiven Effekte von Bewegung
sicher und effektiv zu nutzen.

1-Wöchiger Trainingsplan für Menschen mit Extrasystolen (ohne besondere Ausrüstung)

Dieser Trainingsplan ist speziell für Menschen mit Extrasystolen konzipiert. Der Fokus liegt auf moderater Belastung, Stressabbau und der Stärkung des Herz-Kreislauf-Systems. Alle Übungen können von zu Hause aus durchgeführt werden, ohne spezielle Ausrüstung.

Tag 1: Leichtes Kardio & Entspannung (ca. 30 Minuten)

1. **Aufwärmen (5 Minuten)**
   - Gehen Sie auf der Stelle. Heben Sie dabei abwechselnd die Knie etwas höher und schwingen Sie die Arme locker mit.
   - Alternativ: Machen Sie leichte Seitwärtsschritte und klatschen Sie sanft in die Hände.
2. **Moderates Kardio (15 Minuten)**
   - **Gehen auf der Stelle mit Variation**:
     - Gehen Sie zügig auf der Stelle. Variieren Sie alle 2 Minuten, indem Sie:
       - Die Knie höher anheben.
       - Seitwärtsschritte einfügen.
       - Fersen an den Po ziehen.

- Alternativ: **Treppensteigen (falls vorhanden)**: Gehen Sie langsam 1–2 Stufen rauf und runter. Achten Sie auf eine gleichmäßige Atmung.
3. **Entspannung (10 Minuten)**
   - **Atemübung (4-7-8-Methode)**:
     - Atmen Sie 4 Sekunden durch die Nase ein, halten Sie den Atem für 7 Sekunden an und atmen Sie 8 Sekunden durch den Mund aus. Wiederholen Sie dies 5 Mal.
   - **Dehnung**: Dehnen Sie sanft Arme, Schultern und Beine, um die Muskeln zu entspannen.

Tag 2: Krafttraining für Herz & Kreislauf (ca. 25 Minuten)

1. **Aufwärmen (5 Minuten)**
   - Seitwärtsschritte mit leichtem Armkreisen (vorwärts und rückwärts).
2. **Krafttraining (15 Minuten)** Führen Sie jede Übung in einem gemäßigten Tempo aus. Wiederholen Sie jede Übung 2-mal mit 10–12 Wiederholungen. Zwischen den Sätzen können Sie 30 Sekunden Pause machen.
   - **Kniebeugen**: Stehen Sie schulterbreit. Beugen Sie langsam die Knie, als ob Sie sich setzen wollten, und kommen Sie wieder hoch.

- o **Wandliegestütze**: Stellen Sie sich ca. einen Meter von einer Wand entfernt. Lehnen Sie sich mit den Händen an die Wand und beugen Sie langsam die Arme, um Ihren Oberkörper zur Wand zu bringen.
- o **Standwaage**: Stellen Sie sich auf ein Bein, lehnen Sie den Oberkörper nach vorne und strecken Sie das andere Bein nach hinten. Halten Sie die Position für 5 Sekunden und wechseln Sie die Seite.
- o **Rückenstrecker**: Legen Sie sich auf den Bauch, strecken Sie die Arme nach vorne aus und heben Sie Arme und Beine gleichzeitig leicht vom Boden. Halten Sie 5 Sekunden.

3. **Cool-Down (5 Minuten)**
- o Entspannen Sie Ihre Muskeln mit leichtem Dehnen (z. B. Katzenbuckel-Übung auf allen Vieren).

Tag 3: Yoga & Achtsamkeit (ca. 20–30 Minuten)

1. **Aufwärmen (5 Minuten)**
- o Lockeres Gehen auf der Stelle mit tiefen Atemzügen.

2. **Yoga-Übungen (15 Minuten)**
- o **Kindhaltung (Balasana)**: Knien Sie sich hin, setzen Sie das Gesäß auf die Fersen

und legen Sie den Oberkörper nach vorne, die Stirn berührt den Boden. Halten Sie 1–2 Minuten.

- o **Katze-Kuh**: Auf allen Vieren abwechselnd den Rücken runden (Katzenbuckel) und durchhängen lassen (Kuhhaltung). Wiederholen Sie dies 10-mal.
- o **Drehsitz**: Setzen Sie sich mit ausgestreckten Beinen hin, schlagen Sie ein Bein über das andere, drehen Sie den Oberkörper in Richtung des überschlagenen Beins und halten Sie die Position 30 Sekunden. Wechseln Sie die Seite.

3. **Achtsamkeitsübung (10 Minuten)**

- o Legen Sie sich auf den Rücken, schließen Sie die Augen und richten Sie Ihre Aufmerksamkeit auf Ihren Atem. Spüren Sie, wie sich Ihre Brust und Ihr Bauch heben und senken. Wiederholen Sie dabei innerlich: „Ich bin ruhig und entspannt."

Tag 4: Aktivpause – Leichte Bewegung (ca. 15–20 Minuten)

- Gehen Sie entspannt durch die Wohnung oder, wenn möglich, draußen spazieren. Achten Sie auf Ihre Umgebung und nehmen Sie bewusst die Geräusche, Gerüche und Farben wahr.

- Beenden Sie die Aktivität mit einer kurzen Dehnung der Beine, des unteren Rückens und der Schultern.

Tag 5: Kardio & sanftes Krafttraining (ca. 25 Minuten)

1. **Aufwärmen (5 Minuten)**
   - Schnelles Gehen auf der Stelle mit leichten Armbewegungen (z. B. Boxbewegungen).
2. **Kardio-Kraftzirkel (15 Minuten)**
   Führen Sie die folgenden Übungen hintereinander aus, jeweils für 30 Sekunden, gefolgt von 30 Sekunden lockerer Bewegung (z. B. Gehen auf der Stelle). Wiederholen Sie den Zirkel 3-mal:
   - **Kniehebelauf auf der Stelle**: Heben Sie die Knie rhythmisch nach oben.
   - **Halbe Ausfallschritte**: Gehen Sie aus dem Stand mit einem Bein leicht nach vorne und beugen Sie die Knie. Wechseln Sie die Seite.
   - **Seitliche Beinheben**: Stehen Sie gerade und heben Sie abwechselnd ein Bein seitlich nach außen.
   - **Armkreisen**: Machen Sie große Kreise mit ausgestreckten Armen.

3. **Cool-Down (5 Minuten)**
   - o Legen Sie sich flach auf den Rücken und atmen Sie tief ein und aus. Strecken Sie Arme und Beine aus und entspannen Sie.

Tag 6: Yoga & Flexibilität (ca. 20 Minuten)

1. **Sanfte Mobilisierung (5 Minuten)**
   - o Stehen Sie aufrecht, machen Sie langsame Seitneigungen (mit den Händen über dem Kopf), gefolgt von sanftem Vorbeugen und Aufrichten.
2. **Yoga-Flow (15 Minuten)**
   - o **Berghaltung (Tadasana)**: Stehen Sie gerade, schließen Sie die Augen und atmen Sie tief ein und aus.
   - o **Vorwärtsbeuge**: Beugen Sie sich aus der Berghaltung nach vorne, lassen Sie die Arme hängen.
   - o **Krieger II (Virabhadrasana II)**: Stellen Sie einen Fuß nach vorne, den anderen weit nach hinten, und strecken Sie die Arme seitlich aus. Halten Sie 30 Sekunden pro Seite.
   - o **Baumhaltung (Vrikshasana)**: Stellen Sie sich auf ein Bein, legen Sie den Fuß des anderen Beins an die Innenseite des stehenden Beins. Strecken Sie die Arme nach oben.

Tag 7: Entspannung & Regeneration

1. **Leichte Bewegung (10 Minuten)**
   o Machen Sie einen entspannten Spaziergang oder bewegen Sie sich sanft zu ruhiger Musik.
2. **Meditation (10 Minuten)**
   o Setzen Sie sich bequem hin, schließen Sie die Augen und konzentrieren Sie sich auf Ihre Atmung. Wiederholen Sie innerlich Affirmationen wie: „Mein Herz ist stark und gesund."

Wichtige Hinweise

- Achten Sie darauf, auf Ihren Körper zu hören. Wenn Sie sich unwohl fühlen, brechen Sie das Training ab.
- Trinken Sie ausreichend Wasser, besonders nach den Übungen.
- Falls Unsicherheiten bestehen oder wenn Sie eine Herzerkrankung haben, konsultieren Sie vor Beginn des Programms Ihren Arzt.

Dieser Plan hilft Ihnen, sich sanft zu bewegen, Ihren Herzrhythmus zu stabilisieren und Vertrauen in Ihren Körper aufzubauen.

Die Rolle von Magnesium und Kalium bei Extrasystolen

Magnesium und Kalium sind essenzielle Elektrolyte, die eine zentrale Rolle in der Regulierung des Herzrhythmus spielen. Ein Mangel oder ein Ungleichgewicht dieser Mineralstoffe kann die elektrische Aktivität des Herzens stören und Extrasystolen begünstigen. Hier wird wissenschaftlich erklärt, warum diese Elektrolyte wichtig sind und wie man ihren Status überprüfen kann.

---

1. Die Rolle von Magnesium bei Extrasystolen

Magnesium in der Herzfunktion

- Magnesium ist ein wichtiger Co-Faktor für über 300 enzymatische Reaktionen im Körper, darunter viele, die mit der Muskel- und Nervenerregung zusammenhängen.
- **Elektrische Stabilität**: Magnesium reguliert die Funktion von Ionenkanälen in den Zellmembranen des Herzens. Diese Kanäle steuern den Ein- und Ausstrom von Natrium, Kalium und Kalzium, die entscheidend für die elektrische Signalübertragung im Herzen sind.
- **Kalzium-Antagonist**: Magnesium wirkt als natürlicher Kalziumblocker und verhindert eine Überstimulation der Herzmuskelzellen. Ein Mangel kann zu einer erhöhten

Erregbarkeit und vermehrten Extrasystolen führen.

Magnesiummangel und Extrasystolen

- Ein Magnesiummangel kann die elektrische Stabilität des Herzens beeinträchtigen und die Wahrscheinlichkeit von Herzrhythmusstörungen, einschließlich Extrasystolen, erhöhen.
- **Mögliche Ursachen für Magnesiummangel:**
    - Ungesunde Ernährung.
    - Chronischer Stress (erhöhte Ausscheidung von Magnesium über den Urin).
    - Erkrankungen wie Diabetes, Niereninsuffizienz oder Darmerkrankungen (z. B. Morbus Crohn, Zöliakie).
    - Einnahme von Medikamenten wie Diuretika, Protonenpumpenhemmern oder Antibiotika.

2. Die Rolle von Kalium bei Extrasystolen

Kalium in der Herzfunktion

- Kalium ist der wichtigste intrazelluläre Elektrolyt und spielt eine zentrale Rolle bei der

Aufrechterhaltung des Membranpotentials in den Herzmuskelzellen.

- **Aktionspotential und Repolarisation**: Kalium ist entscheidend für die Phase der Repolarisation des Herzmuskels. Es sorgt dafür, dass die Herzmuskelzellen nach einer Kontraktion wieder in den Ruhezustand zurückkehren können.
- **Natrium-Kalium-Pumpe**: Kalium hilft, das Gleichgewicht von Natrium und Kalium zwischen den Zellinnenräumen und -außenräumen zu regulieren. Ein gestörter Kaliumspiegel kann die Herzleitung beeinträchtigen und Extrasystolen fördern.

Kaliummangel und Extrasystolen

- **Hypokaliämie**: Ein niedriger Kaliumspiegel kann zu einer verlängerten Repolarisationszeit der Herzmuskelzellen führen, was die Wahrscheinlichkeit von Extrasystolen und anderen Rhythmusstörungen erhöht.
- **Hyperkaliämie**: Ein zu hoher Kaliumspiegel kann ebenfalls gefährlich sein und Arrhythmien auslösen.
- **Mögliche Ursachen für Kaliummangel**:
  - Übermäßiger Flüssigkeitsverlust durch Erbrechen, Durchfall oder starkes Schwitzen.
  - Einnahme von Diuretika (besonders Schleifendiuretika wie Furosemid).

- o Chronische Nierenkrankheiten oder hormonelle Störungen wie Hyperaldosteronismus.

---

3. Wissenschaftliche Verbindungen zwischen Magnesium, Kalium und Extrasystolen

- Studien zeigen, dass ein ausgeglichener Magnesium- und Kaliumspiegel das Risiko für Herzrhythmusstörungen verringern kann. Besonders bei Patienten mit Grunderkrankungen wie Herzinsuffizienz, Vorhofflimmern oder nach einem Herzinfarkt sind diese Elektrolyte entscheidend.
- **Synergistische Wirkung**: Magnesium und Kalium wirken oft zusammen. Ein Magnesiummangel kann die Aufnahme und Funktion von Kalium beeinträchtigen. Daher wird bei einem Mangel oft eine kombinierte Therapie empfohlen.

---

4. Wie kann man herausfinden, ob man ausreichend Magnesium und Kalium hat?

Bluttests

- Die genaueste Methode zur Überprüfung des Magnesium- und Kaliumstatus ist ein Bluttest.

125

- **Referenzwerte im Blut**:
  - **Kalium**: 3,6–5,0 mmol/L (abweichende Werte deuten auf Hypo- oder Hyperkaliämie hin).
  - **Magnesium**: 0,75–1,05 mmol/L (Werte unter 0,75 mmol/L gelten als Magnesiummangel).
- Beachten: Der Magnesiumspiegel im Blut gibt nur bedingt Auskunft über die intrazelluläre Magnesiumkonzentration, da der Großteil des Magnesiums in den Zellen und Knochen gespeichert ist.

24-Stunden-Urinanalyse

- Kann helfen, Magnesium- und Kaliumverluste durch die Nieren zu identifizieren.

Symptomatische Hinweise auf Mangel

- **Magnesiummangel**: Muskelkrämpfe, Zittern, innere Unruhe, Müdigkeit, vermehrte Extrasystolen.
- **Kaliummangel**: Muskelschwäche, Müdigkeit, Krämpfe, vermehrte Extrasystolen, Herzklopfen.

Ernährungsanalyse

- Prüfen Sie, ob Sie genügend magnesium- und kaliumreiche Lebensmittel konsumieren (siehe unten).

5. Wie kann man Magnesium und Kalium ausgleichen?

Ernährung

- **Magnesiumreiche Lebensmittel:**
    - Nüsse (Mandeln, Walnüsse, Cashews).
    - Samen (Kürbiskerne, Sonnenblumenkerne).
    - Vollkornprodukte (Haferflocken, Quinoa, brauner Reis).
    - Grünes Blattgemüse (Spinat, Mangold).
    - Dunkle Schokolade (mindestens 70 % Kakao).
- **Kaliumreiche Lebensmittel:**
    - Obst: Bananen, Orangen, Avocados.
    - Gemüse: Kartoffeln (mit Schale), Tomaten, Süßkartoffeln.
    - Hülsenfrüchte: Bohnen, Linsen.
    - Trockenfrüchte: Datteln, Rosinen.

Supplemente

- Magnesiumpräparate: Magnesiumcitrat oder Magnesiumbisglycinat werden gut aufgenommen.
- Kaliumpräparate: Nur unter ärztlicher Aufsicht, da ein zu hoher Kaliumspiegel gefährlich sein kann.
- Kombinierte Präparate sind oft sinnvoll, um beide Elektrolyte gleichzeitig auszugleichen.

Hydration

- Trinken Sie ausreichend Wasser, insbesondere bei körperlicher Aktivität oder Hitze, um Dehydration und Elektrolytverluste zu vermeiden.

Fazit

Magnesium und Kalium spielen eine wesentliche Rolle bei der elektrischen Stabilität des Herzens und können bei Mangelzuständen Extrasystolen begünstigen. Die Überprüfung des Elektrolytstatus durch Bluttests und eine ausgewogene Ernährung sind entscheidend, um Mängel zu vermeiden. Eine ärztliche Abklärung ist notwendig, wenn Sie Symptome wie vermehrte Extrasystolen oder Herzklopfen bemerken, um gezielt Maßnahmen zur Regulierung der Elektrolyte zu ergreifen.

Checkliste: Was tun, wenn erstmalig Extrasystolen auftreten?

Wenn erstmalig Extrasystolen auftreten, ist es wichtig, Ruhe zu bewahren und systematisch vorzugehen. Die meisten Extrasystolen sind harmlos, aber es ist sinnvoll, sie medizinisch abzuklären, insbesondere wenn sie häufig auftreten oder mit anderen Symptomen einhergehen. Diese Checkliste hilft Ihnen, die notwendigen Schritte zu unternehmen und mögliche Ursachen zu identifizieren.

---

1. Beobachtung und Dokumentation

1. **Symptomtagebuch führen:**
   o Wann treten die Extrasystolen auf (Ruhe, nach Stress, nach dem Essen, bei körperlicher Aktivität)?
   o Wie häufig spüren Sie die Extrasystolen (vereinzelt oder in Serien)?
   o Gibt es begleitende Symptome wie Schwindel, Atemnot, Brustschmerzen oder Angst?
   o Gibt es einen Zusammenhang mit bestimmten Auslösern (z. B. Kaffee, Alkohol, Schlafmangel)?
2. **Verlauf beobachten:**
   o Verschwinden die Extrasystolen nach einigen Stunden oder Tagen?

o Verstärken sie sich in bestimmten Situationen oder bleiben sie konstant?

---

2. Arztbesuch: Medizinische Abklärung

1. **Hausarzt oder Kardiologe konsultieren:**
   o Beschreiben Sie Ihre Symptome und die Umstände, unter denen die Extrasystolen auftreten.
   o Berichten Sie über Ihre Lebensgewohnheiten (Ernährung, Stresslevel, körperliche Aktivität).
2. **Diagnostische Maßnahmen:**
   o **Ruhe-EKG:** Erfassung des Herzrhythmus und möglicher Auffälligkeiten.
   o **Langzeit-EKG (24–72 Stunden):** Aufzeichnung der Extrasystolen, um deren Häufigkeit und Ursprung zu bestimmen.
   o **Belastungs-EKG:** Untersuchung, ob Extrasystolen unter Belastung auftreten oder verschwinden.
   o **Echokardiographie (Herzultraschall):** Ausschluss struktureller Herzerkrankungen wie Kardiomyopathie oder Klappenfehler.
   o **Bluttests:**
      ▪ Elektrolyte (Kalium, Magnesium, Kalzium).

- Schilddrüsenhormone (TSH, fT3, fT4).
- Entzündungsmarker (z. B. CRP).
  - **Evtl. MRT oder CT des Herzens**: Nur bei Verdacht auf seltenere Ursachen wie Myokarditis oder strukturelle Anomalien.

---

3. Lebensstil überprüfen

1. **Stress reduzieren:**
   - Analysieren Sie Ihren Stresslevel. Extrasystolen können durch psychische Belastungen ausgelöst werden.
   - Integrieren Sie Stressmanagement-Techniken wie Meditation, progressive Muskelentspannung oder Yoga.
2. **Ernährungsgewohnheiten anpassen:**
   - Reduzieren Sie den Konsum von Koffein (Kaffee, Tee, Energydrinks), Alkohol und Nikotin.
   - Achten Sie auf eine ausgewogene Ernährung mit ausreichend Kalium und Magnesium:
     - Kaliumreiche Lebensmittel: Bananen, Orangen, Kartoffeln, Avocados.
     - Magnesiumreiche Lebensmittel: Nüsse, Samen, Vollkornprodukte, grünes Blattgemüse.

- Trinken Sie ausreichend Wasser, um Dehydration zu vermeiden.
3. **Schlafqualität verbessern:**
   - Sorgen Sie für einen regelmäßigen Schlafrhythmus und mindestens 7-8 Stunden Schlaf pro Nacht.
   - Reduzieren Sie Bildschirme und stimulierende Aktivitäten vor dem Schlafengehen.
4. **Körperliche Aktivität anpassen:**
   - Beginnen Sie mit moderater Bewegung wie Spaziergängen, Radfahren oder leichtem Yoga.
   - Vermeiden Sie zunächst intensive Belastungen wie hochintensives Intervalltraining (HIIT) oder Extremsportarten.

---

4. Medizinische Ursachen ausschließen

1. **Elektrolytstörungen:**
   - Lassen Sie Ihren Magnesium- und Kaliumspiegel überprüfen. Ungleichgewichte sind häufige Ursachen für Extrasystolen.
2. **Schilddrüsenfunktionsstörungen:**
   - Hyperthyreose (Schilddrüsenüberfunktion) kann den Herzrhythmus beeinflussen.
3. **Herzstrukturelle Probleme:**

- o Ausschluss von Myokarditis, Kardiomyopathie oder anderen Herzerkrankungen durch Bildgebung und EKG.
4. **Medikamente überprüfen:**
   - o Prüfen Sie, ob Sie Medikamente einnehmen, die Extrasystolen auslösen können (z. B. Stimulanzien, Diuretika, Schilddrüsenmedikamente).
5. **Gastrointestinale Ursachen:**
   - o Reflux oder andere Probleme, die den Vagusnerv reizen, können Extrasystolen auslösen. Erwähnen Sie eventuelle Beschwerden bei Ihrem Arzt.

---

5. Kurzfristige Maßnahmen bei akuten Extrasystolen

1. **Atemtechniken anwenden:**
   - o Tiefes Bauchatmen (z. B. 4-7-8-Methode): Einatmen für 4 Sekunden, Atem halten für 7 Sekunden, langsam ausatmen für 8 Sekunden.
2. **Entspannungsübung:**
   - o Setzen oder legen Sie sich hin, schließen Sie die Augen und konzentrieren Sie sich auf Ihren Atem. Sagen Sie sich innerlich: „Ich bin ruhig, mein Herz ist stark."
3. **Trigger vermeiden:**

o   Verzichten Sie vorübergehend auf koffeinhaltige Getränke oder andere potenzielle Auslöser.

---

6. Langfristige Maßnahmen

1. **Regelmäßige Bewegung:**
   o   Integrieren Sie Ausdauersportarten wie Gehen, Schwimmen oder Radfahren in Ihren Alltag.
   o   Kombinieren Sie körperliche Aktivität mit Entspannungsübungen wie Yoga oder Tai Chi.
2. **Langzeitbetreuung:**
   o   Falls die Extrasystolen anhalten oder sich verschlimmern, sollte eine regelmäßige Betreuung durch einen Kardiologen erfolgen.
   o   Bei häufigen oder therapieresistenten Extrasystolen: Erwägen Sie eine elektrophysiologische Untersuchung (EPU), um den Ursprung der Extrasystolen zu bestimmen.
3. **Ernährung optimieren:**
   o   Stellen Sie sicher, dass Sie dauerhaft genug Kalium und Magnesium durch eine ausgewogene Ernährung oder Nahrungsergänzungsmittel erhalten.

7. Wann sollte man sofort handeln?

- Extrasystolen treten zusammen mit folgenden Symptomen auf:
  - Anhaltende Brustschmerzen.
  - Starke Atemnot.
  - Schwindel oder Bewusstlosigkeit.
  - Schnelles, unregelmäßiges Herzrasen.
  - Diese Symptome könnten auf eine schwerwiegende Herzerkrankung hinweisen und erfordern eine sofortige medizinische Abklärung.

Zusammenfassung der Checkliste

1. **Symptomtagebuch führen:** Dokumentieren Sie Häufigkeit, Auslöser und begleitende Symptome.
2. **Arztbesuch:** EKG, Langzeit-EKG, Bluttests und ggf. Herzultraschall durchführen.
3. **Lebensstil überprüfen:** Stress abbauen, Ernährung verbessern, ausreichend schlafen.
4. **Elektrolytstatus überprüfen:** Magnesium und Kalium analysieren lassen.
5. **Kurzfristige Maßnahmen:** Entspannungstechniken anwenden, Trigger meiden.
6. **Langfristige Strategien:** Regelmäßige Bewegung und eine herzfreundliche Lebensweise etablieren.

7. **Warnzeichen beachten:** Bei ernsthaften Symptomen sofort medizinische Hilfe suchen.

Diese Schritte helfen, die Ursache der Extrasystolen zu klären, ihre Häufigkeit zu reduzieren und Ihre Lebensqualität zu verbessern.

Das modernste und beste diagnostische Verfahren für Extrasystolen und Herzerkrankungen

Die Wahl des besten diagnostischen Verfahrens hängt von den Symptomen, der vermuteten Ursache und der Tiefe der Abklärung ab. Bei Extrasystolen und Herzerkrankungen kommen modernste Verfahren aus der Elektrophysiologie, Bildgebung und molekularen Diagnostik zum Einsatz. Hier sind die aus meiner Sicht wissenschaftlich führenden und innovativen Methoden:

---

1. Elektrophysiologische Untersuchungen (EPU)

- **Warum modern und effektiv?**
    - Die elektrophysiologische Untersuchung ist die präziseste Methode, um die elektrische Aktivität des Herzens zu analysieren. Sie wird direkt im Herzen durchgeführt und ermöglicht die Lokalisierung und Charakterisierung von Extrasystolen und anderen Herzrhythmusstörungen.
    - **High-Density Mapping**: Modernste EPU-Systeme verwenden hochauflösende Katheter mit zahlreichen Elektroden, um ein

dreidimensionales Bild der elektrischen Aktivität des Herzens zu erstellen.

- **Einsatz bei Extrasystolen:**
  - Besonders nützlich bei häufigen, symptomatischen oder therapierefraktären Extrasystolen.
  - Kann direkt mit einer Katheterablation kombiniert werden, um störende elektrische Zentren zu veröden.

---

2. Langzeit-EKG mit KI-Analyse

- **Warum modern und effektiv?**
  - Fortschrittliche Langzeit-EKG-Systeme können die Herzaktivität über mehrere Tage bis Wochen überwachen. Mithilfe künstlicher Intelligenz (KI) werden die Daten automatisch analysiert, was die Erkennung und Klassifikation von Extrasystolen beschleunigt und präzisiert.
  - **Patch-Systeme**: Miniaturisierte EKG-Patches wie die von Zio XT sind angenehm zu tragen und bieten kontinuierliche Überwachung über längere Zeiträume.
- **Einsatz bei Extrasystolen:**
  - Ideal, um die Häufigkeit, Muster und Trigger von Extrasystolen zu analysieren.

- o Kann mit symptomatischen Ereignis-Recordern kombiniert werden, bei denen der Patient Symptome markiert.

---

3. Kardiale Magnetresonanztomographie (Kardio-MRT)

- **Warum modern und effektiv?**
  - o Die kardiale MRT liefert hochauflösende Bilder des Herzmuskels und kann strukturelle Veränderungen wie Narbengewebe, Entzündungen (z. B. Myokarditis) oder Fibrose nachweisen.
  - o **Mapping-Techniken**: T1- und T2-Mapping erlauben eine genaue Quantifizierung von Gewebeveränderungen, die mit Herzrhythmusstörungen assoziiert sein können.
- **Einsatz bei Extrasystolen:**
  - o Besonders bei verdächtigen ventrikulären Extrasystolen oder wenn eine strukturelle Herzerkrankung vermutet wird (z. B. Kardiomyopathie, Myokarditis).

---

4. Kardiale Computertomographie (Kardio-CT)

- **Warum modern und effektiv?**
  - Die Kardio-CT eignet sich hervorragend zur Darstellung der Herzkranzgefäße und zur Beurteilung von koronaren Herzerkrankungen.
  - Mit niedrig dosierter Strahlung und hochauflösenden Scans kann eine Koronarkalk-Bewertung durchgeführt werden.
- **Einsatz bei Extrasystolen:**
  - Geeignet, wenn ein Zusammenhang zwischen Extrasystolen und einer koronaren Herzerkrankung vermutet wird.

---

5. Genetische und molekulare Diagnostik

- **Warum modern und effektiv?**
  - Genetische Tests können genetische Ursachen für Herzrhythmusstörungen identifizieren, insbesondere bei familiären Rhythmusstörungen (z. B. Long-QT-Syndrom, Brugada-Syndrom) oder Kardiomyopathien.
  - **Next-Generation Sequencing (NGS)**: Ermöglicht die Untersuchung mehrerer Gene, die mit Herzrhythmusstörungen und strukturellen Herzerkrankungen assoziiert sind.
- **Einsatz bei Extrasystolen:**

- o Bei Verdacht auf genetisch bedingte Arrhythmien oder bei jungen Patienten mit auffälligen Herzrhythmen ohne strukturelle Herzkrankheit.

---

6. Echokardiographie mit Strain-Analyse

- **Warum modern und effektiv?**
    - o Die Echokardiographie ist die Standardmethode zur Beurteilung der Herzstruktur und Funktion. Moderne Geräte bieten **Strain-Imaging**, das subtile Bewegungen und Dehnungen des Herzmuskels misst.
    - o **3D-Echokardiographie**: Liefert ein detailliertes dreidimensionales Bild des Herzens, ideal zur Beurteilung der Herzklappen und des Volumens.
- **Einsatz bei Extrasystolen:**
    - o Zum Ausschluss von strukturellen Herzerkrankungen wie Kardiomyopathien oder Klappenproblemen.

---

7. Herzfrequenzvariabilität (HRV)

- **Warum modern und effektiv?**

- o Die Analyse der Herzfrequenzvariabilität gibt Einblick in das autonome Nervensystem und seine Regulation des Herzens.
- o Moderne Geräte und Algorithmen analysieren, wie gut das Herz auf Stress und Entspannung reagiert.
- **Einsatz bei Extrasystolen:**
  - o Ideal bei stressbedingten Extrasystolen, um die Rolle des autonomen Nervensystems zu beurteilen.

---

8. Bluttests mit Biomarker-Analyse

- **Warum modern und effektiv?**
  - o Fortschrittliche Bluttests messen nicht nur Standardwerte wie Elektrolyte und Schilddrüsenhormone, sondern auch spezifische Biomarker wie:
    - **NT-proBNP**: Hinweis auf Herzbelastung.
    - **hsCRP**: Marker für systemische Entzündungen.
    - **Troponin**: Bei Verdacht auf Myokardschädigung.
- **Einsatz bei Extrasystolen:**
  - o Zur Identifikation von systemischen oder strukturellen Ursachen.

9. 4D-Flow-MRT

- **Warum modern und effektiv?**
  - Diese hochentwickelte Bildgebungstechnik misst den Blutfluss im Herzen und in den großen Gefäßen in vier Dimensionen (Raum und Zeit).
  - Liefert einzigartige Informationen über hämodynamische Veränderungen, die mit Herzrhythmusstörungen korrelieren können.
- **Einsatz bei Extrasystolen:**
  - Besonders bei komplexen Herzerkrankungen oder unklaren rhythmogenen Mechanismen.

Kombination moderner Verfahren

Die beste Diagnostik entsteht oft durch eine Kombination dieser Methoden. Ein typischer Ansatz bei Extrasystolen könnte wie folgt aussehen:

1. **Langzeit-EKG oder EPU**: Zur Erkennung und Lokalisierung von Rhythmusstörungen.
2. **Kardio-MRT**: Zur Untersuchung von strukturellen Herzerkrankungen.
3. **Bluttests**: Zur Beurteilung von Elektrolyten, Entzündungen und anderen systemischen Faktoren.

4. **Genetische Tests**: Bei Verdacht auf erbliche Ursachen.

Fazit

Das modernste und beste Verfahren hängt von der individuellen Situation ab:

- Für die genaue Lokalisierung von Extrasystolen: **Elektrophysiologische Untersuchung (EPU)** mit High-Density Mapping.
- Zur Beurteilung struktureller Ursachen: **Kardiale MRT** mit Mapping-Techniken.
- Für langfristige Rhythmusanalysen: **Langzeit-EKG mit KI**.
- Für genetische Ursachen: **Next-Generation Sequencing**.

Eine Kombination dieser Technologien ermöglicht eine präzise Diagnose und bildet die Grundlage für eine zielgerichtete Therapie.

Die „Top 10 Adressen" aus meiner Sicht für die Diagnose und Behandlung von Extrasystolen und Herzerkrankungen

1. Deutsches Herzzentrum München

- **Adresse**: Lazarettstraße 36, 80636 München
- **Webseite**: www.dhm.mhn.de
- **Beschreibung**: Führendes Zentrum für Herzmedizin mit umfassender Diagnostik und Therapie von Herzrhythmusstörungen, einschließlich Extrasystolen.

2. Herz- und Diabeteszentrum NRW

- **Adresse**: Georgstraße 11, 32545 Bad Oeynhausen
- **Webseite**: www.hdz-nrw.de
- **Beschreibung**: Spezialisierung auf komplexe Herzerkrankungen und moderne elektrophysiologische Untersuchungen.

3. Charité – Universitätsmedizin Berlin

- **Adresse**: Charitéplatz 1, 10117 Berlin
- **Webseite**: www.charite.de
- **Beschreibung**: Eines der größten Universitätskliniken Europas mit modernster Diagnostik für Herzrhythmusstörungen.

4. Herzzentrum Leipzig

- **Adresse**: Strümpellstraße 39, 04289 Leipzig
- **Webseite**: www.helios-gesundheit.de/leipzig-herzzentrum
- **Beschreibung**: International anerkannt für Expertise in der Behandlung von Herzrhythmusstörungen und minimal-invasiven Eingriffen.

5. Universitätsklinikum Düsseldorf

- **Adresse**: Moorenstraße 5, 40225 Düsseldorf
- **Webseite**: www.uniklinik-duesseldorf.de
- **Beschreibung**: Bietet ein breites Spektrum an diagnostischen und therapeutischen Verfahren, einschließlich fortschrittlicher Bildgebung.

6. St.-Johannes-Hospital Dortmund

- **Adresse**: Johannesstraße 9-17, 44137 Dortmund
- **Webseite**: https://www.joho-dortmund.de/
  Beschreibung: Renommierte kardiologische Abteilung mit Fokus auf Herzrhythmusstörungen und hohe Fallzahlen.

7. Universitätsklinikum Hamburg-Eppendorf (UKE)

- **Adresse**: Martinistraße 52, 20251 Hamburg
- **Webseite**: www.uke.de

- **Beschreibung**: Hochmoderne Diagnostik und Behandlung von Herzrhythmusstörungen in einer führenden kardiologischen Einrichtung.

8. Klinikum der Universität München

- **Adresse**: Marchioninistr. 15, 81377 München
- **Webseite**: www.klinikum.uni-muenchen.de
- **Beschreibung**: Umfassende kardiologische Diagnostik und Therapie mit modernster Ausstattung und erfahrenem Personal.

9. Universitätsklinikum Heidelberg

- **Adresse**: Im Neuenheimer Feld 672, 69120 Heidelberg
- **Webseite**: www.klinikum.uni-heidelberg.de
- **Beschreibung**: Führend in der kardiologischen Forschung und Praxis, spezialisiert auf komplexe Herzrhythmusstörungen.

10. Herz- und Gefäßklinik Bad Neustadt

- **Adresse**: Von-Guttenberg-Straße 11, 97616 Bad Neustadt a. d. Saale
- **Webseite**: https://www.campus-nes.de
Beschreibung: Spezialklinik für die Behandlung von Herzrhythmusstörungen mit langjähriger Erfahrung und modernsten Technologien.

EKG-Geräte für Zuhause und telekardiologische Überwachung: Ein Überblick

Es gibt eine wachsende Auswahl an EKG-Geräten für den Heimgebrauch sowie telekardiologische Überwachungsmöglichkeiten, die eine kontinuierliche Beobachtung der Herzaktivität ermöglichen. Diese Technologien sind besonders nützlich für Menschen mit Herzrhythmusstörungen wie Extrasystolen, bieten jedoch je nach Einsatzszenario unterschiedliche Vor- und Nachteile.

---

1. Arten von EKG-Geräten für Zuhause

a) Mobile EKG-Geräte

- **Beispiele**: KardiaMobile (AliveCor), Withings Move ECG, Omron HeartGuide.
- **Funktion**: Tragbare Geräte, die meist nur eine Ableitung (Single-Lead-EKG) aufzeichnen, geeignet für das Erkennen von Herzrhythmusstörungen wie Extrasystolen, Vorhofflimmern oder Tachykardien.
- **Bedienung**: Die Messung erfolgt, indem Finger oder Hände auf die Elektroden des Geräts gelegt werden. Ergebnisse werden oft in einer App gespeichert und können mit Ärzten geteilt werden.

b) Wearables mit EKG-Funktion

- **Beispiele**: Apple Watch, Samsung Galaxy Watch, Fitbit Sense.
- **Funktion**: Smartwatches mit integriertem EKG-Sensor, die ebenfalls ein Single-Lead-EKG aufzeichnen können.
- **Besonderheit**: Diese Geräte sind ideal für gelegentliche Messungen und für Menschen, die ihre Herzfrequenz und Rhythmus überwachen möchten.

c) Fortschrittliche Heim-EKG-Systeme

- **Beispiele**: Bittium Faros, CardioQvark.
- **Funktion**: Bieten erweiterte Funktionen wie mehrere Ableitungen, längere Aufzeichnungen und erweiterte Analysen. Diese Systeme sind oft für telekardiologische Überwachung konzipiert.

---

2. Telekardiologische Überwachung

- **Was ist telekardiologische Überwachung?**
  - Patienten tragen ein tragbares Gerät (z. B. Langzeit-EKG oder Event-Recorder), das kontinuierlich Daten aufzeichnet und diese in Echtzeit an ein Überwachungszentrum oder den behandelnden Arzt sendet.

- o Beispiele: BodyGuardian, Biotronik Home Monitoring, Medtronic CareLink.
- **Funktionen:**
  - o Kontinuierliche Überwachung von Herzrhythmus und Herzfrequenz.
  - o Automatische Benachrichtigung des Arztes bei gefährlichen Rhythmusstörungen.
  - o Geeignet für Patienten mit bekanntem Risiko für Arrhythmien oder nach kardiologischen Eingriffen.

---

3. Wann ist die Nutzung sinnvoll?

a) Sinnvolle Einsatzgebiete

1. **Diagnose unregelmäßiger Extrasystolen**:
   - o Wenn Extrasystolen sporadisch auftreten, können Heim-EKG-Geräte helfen, diese aufzuzeichnen, um dem Arzt präzise Daten zu liefern.
2. **Überwachung bekannter Arrhythmien**:
   - o Bei chronischen Herzrhythmusstörungen oder nach einer Ablation kann ein Heim-EKG oder telekardiologische Überwachung helfen, den Erfolg der Therapie zu kontrollieren.

3. **Risikopatienten**:
   o Menschen mit Vorerkrankungen wie Vorhofflimmern, Kardiomyopathien oder einem erhöhten Risiko für plötzlichen Herztod können von einer engmaschigen Überwachung profitieren.
4. **Stressbedingte Extrasystolen**:
   o Heim-EKGs können helfen, einen Zusammenhang zwischen Stress und Extrasystolen zu erkennen.

b) Wann ist es nicht sinnvoll?

1. **Keine Symptome oder klinisch unauffällig**:
   o Bei seltenen und harmlosen Extrasystolen ist eine Überwachung oft nicht notwendig und kann zu unnötiger Besorgnis führen.
2. **Unsachgemäße Nutzung**:
   o Heimgeräte sind nur so gut wie ihre Anwendung. Falsch platzierte Elektroden oder fehlerhafte Messungen können zu ungenauen Daten führen.
3. **Seltene Extrasystolen ohne Risiko**:
   o Wenn Extrasystolen selten sind und nicht mit Beschwerden einhergehen, reicht oft ein sporadisches Ruhe-EKG beim Arzt.

4. Vor- und Nachteile

a) Vorteile

- **Früherkennung**: Extrasystolen oder andere Rhythmusstörungen können sofort erkannt und dokumentiert werden.
- **Selbstkontrolle**: Betroffene gewinnen durch Überwachung Vertrauen in ihren Herzrhythmus.
- **Einfache Weitergabe von Daten**: Ergebnisse können digital an den Arzt übermittelt werden.
- **Erhöhte Sicherheit**: Besonders bei Risikopatienten oder nach Eingriffen.

b) Nachteile

- **Fehlalarme**: Heimgeräte können durch Artefakte oder Messfehler falsche Alarme auslösen.
- **Kosten**: Hochwertige Geräte und telekardiologische Dienste sind oft teuer und nicht immer von der Krankenkasse gedeckt.
- **Überwachung kann Stress auslösen**: Zu häufige Messungen können Ängste verstärken.
- **Limitierte Aussagekraft**: Single-Lead-EKGs sind nicht so umfassend wie ein 12-Kanal-EKG.

5. Empfehlung: Wann welches System?

a) Heim-EKG-Geräte

- **Für wen?**
  - Menschen mit gelegentlichen Extrasystolen oder zur Selbstkontrolle.
  - Patienten, die ihre Werte dokumentieren möchten, um sie dem Arzt vorlegen zu können.
- **Empfohlene Geräte**:
  - KardiaMobile: Für einfache Anwendung und präzise Ergebnisse.
  - Apple Watch: Ideal für technikaffine Nutzer mit gelegentlichen Rhythmusstörungen.

b) Telekardiologische Überwachung

- **Für wen?**
  - Patienten mit chronischen Arrhythmien, Herzschrittmachern oder nach einer Ablation.
  - Risikopatienten mit bekannten Herzproblemen.
- **Empfohlene Systeme**:
  - BodyGuardian oder Biotronik Home Monitoring für kontinuierliche Überwachung.

6. Fazit

Heim-EKG-Geräte und telekardiologische Überwachung bieten enorme Vorteile für die Erkennung und Kontrolle von Extrasystolen und Herzrhythmusstörungen. Sie sind sinnvoll für Patienten mit Symptomen, unklaren Arrhythmien oder bekannten Herzproblemen. Allerdings ist bei harmlosen Extrasystolen, die keine Beschwerden verursachen, eine engmaschige Überwachung meist nicht notwendig. Eine Rücksprache mit einem Kardiologen hilft, die beste Entscheidung zu treffen und die passende Technologie auszuwählen.

Nikotin und Alkohol: Einfluss auf Extrasystolen und Empfehlungen

Nikotin und Alkohol sind bekannte Auslöser für Extrasystolen. Beide Substanzen wirken auf das Herz-Kreislauf-System und das autonome Nervensystem, was die Entstehung von Herzrhythmusstörungen wie Extrasystolen fördern kann. Im Folgenden wird erklärt, wie diese Stoffe Extrasystolen beeinflussen und ob ein Verzicht sinnvoll ist.

---

1. Nikotin und Extrasystolen

Wie wirkt Nikotin auf das Herz?

- **Aktivierung des Sympathikus**: Nikotin stimuliert das autonome Nervensystem, insbesondere den sympathischen Teil, der das Herz zu einer schnelleren und kräftigeren Arbeit anregt.
- **Erhöhung der Herzfrequenz**: Nikotin erhöht die Herzfrequenz und den Blutdruck, was die Erregbarkeit der Herzmuskelzellen steigert und Extrasystolen begünstigen kann.
- **Vasokonstriktion (Gefäßverengung)**: Die durch Nikotin ausgelöste Gefäßverengung führt zu einer schlechteren Durchblutung des Herzens, was die elektrische Stabilität beeinträchtigen kann.

- **Entzündungsförderung**: Chronischer Nikotinkonsum kann Entzündungen in den Gefäßen fördern, was langfristig die Herzgesundheit beeinträchtigt.

Zusammenhang mit Extrasystolen

- Nikotin erhöht die Wahrscheinlichkeit von supraventrikulären und ventrikulären Extrasystolen.
- Gelegenheitsraucher können auch empfindlich reagieren, insbesondere wenn bereits Stress oder Schlafmangel vorliegen.

Sollte man auf Nikotin verzichten?

- **Ja, ein Verzicht ist empfehlenswert**:
  - Nikotin wirkt direkt stimulierend auf das Herz und kann Extrasystolen auslösen.
  - Langfristig erhöht Rauchen das Risiko für ernsthafte Herz-Kreislauf-Erkrankungen wie KHK und Herzinfarkt, die Extrasystolen verstärken können.

2. Alkohol und Extrasystolen

Wie wirkt Alkohol auf das Herz?

- **Kurzfristige Wirkung:**
  - Alkohol beeinflusst den Elektrolythaushalt (z. B. Kalium und Magnesium), was die elektrische Stabilität des Herzens beeinträchtigen kann.
  - Erhöht die Aktivität des Sympathikus, ähnlich wie Nikotin, was die Wahrscheinlichkeit von Extrasystolen erhöht.
- **Langfristige Wirkung:**
  - Chronischer Alkoholkonsum kann zu strukturellen Herzveränderungen wie Alkohol-Kardiomyopathie führen.
  - Entzündungen und Schäden an den Herzmuskelzellen durch Alkohol können die Entstehung von Rhythmusstörungen fördern.

Zusammenhang mit Extrasystolen

- Alkohol, insbesondere in hohen Mengen oder bei empfindlichen Personen, kann das Auftreten von Extrasystolen erhöhen.
- **Holiday Heart Syndrome:** Diese Bezeichnung beschreibt Herzrhythmusstörungen, die nach exzessivem Alkoholkonsum auftreten, auch bei Menschen ohne Herzkrankheiten.

Sollte man auf Alkohol verzichten?

- **Mäßiger Konsum kann toleriert werden**:
  o Ein gelegentliches Glas Alkohol (z. B. Wein oder Bier) ist bei herzgesunden Menschen oft unproblematisch.
  o **Empfohlene Mengen**:
    ▪ Maximal 10–12 g Alkohol pro Tag für Frauen.
    ▪ Maximal 20–24 g Alkohol pro Tag für Männer.
- **Verzicht bei Herzproblemen oder empfindlichen Personen**:
  o Menschen, die empfindlich auf Alkohol reagieren, oder Patienten mit bekannten Herzrhythmusstörungen sollten Alkohol meiden.

---

3. Kombinierte Wirkung von Nikotin und Alkohol

- **Verstärkung der Effekte**:
  o Der gleichzeitige Konsum von Nikotin und Alkohol kann die negativen Auswirkungen auf das Herz verstärken. Beide Stoffe aktivieren den Sympathikus und beeinträchtigen den Elektrolythaushalt.

- **Langfristige Risiken**:
  - o Chronischer Konsum erhöht das Risiko für strukturelle Herzerkrankungen und dauerhafte Rhythmusstörungen.

---

4. Empfehlungen für den Umgang mit Nikotin und Alkohol

Nikotin

- **Verzicht ist ideal**:
  - o Auch Gelegenheitsraucher profitieren vom Verzicht auf Nikotin, da selbst geringe Mengen Extrasystolen fördern können.
  - o Nutzen Sie Unterstützung bei der Raucherentwöhnung (z. B. Programme der Krankenkassen, Nikotinersatztherapie).

Alkohol

- **Mäßigung ist wichtig**:
  - o Trinken Sie Alkohol nur in moderaten Mengen.
  - o Vermeiden Sie Alkohol, wenn Sie bereits an Extrasystolen leiden, empfindlich darauf reagieren oder unter anderen Herzerkrankungen leiden.
- **Verzicht ist ratsam**:

o   Bei häufigen oder belastenden Extrasystolen sowie bei bestehenden Herzkrankheiten.

---

5. Fazit: Soll man besser ganz auf Nikotin und Alkohol verzichten?

- **Nikotin**:
  o   Ein Verzicht ist dringend zu empfehlen, da Nikotin Extrasystolen direkt auslöst und langfristig die Herzgesundheit erheblich schädigt.
- **Alkohol**:
  o   In moderaten Mengen kann Alkohol bei herzgesunden Menschen meist toleriert werden. Ein völliger Verzicht ist nicht zwingend erforderlich, aber Menschen mit empfindlichem Herzen oder bestehenden Herzproblemen sollten Alkohol meiden.
- **Zusammengefasst**:
  o   Nikotin sollte vollständig gemieden werden.
  o   Alkohol in Maßen und mit Bedacht konsumieren, um mögliche Trigger für Extrasystolen zu minimieren. Im Zweifel ist ein Verzicht die sicherste Option.

Extrasystolen und die Anerkennung als Behinderung

Extrasystolen allein werden in der Regel **nicht als Behinderung anerkannt**, da sie bei den meisten Betroffenen als harmlos gelten und keine dauerhafte Beeinträchtigung der Lebensführung darstellen. In bestimmten Fällen, insbesondere wenn Extrasystolen mit anderen Herzerkrankungen oder schwerwiegenden Symptomen einhergehen, kann jedoch ein Grad der Behinderung (GdB) beantragt und anerkannt werden.

---

1. Kriterien für die Anerkennung einer Behinderung

a) Definition der Behinderung

Laut § 2 SGB IX (Sozialgesetzbuch Neuntes Buch) liegt eine Behinderung vor, wenn die körperliche Funktion, geistige Fähigkeit oder seelische Gesundheit eines Menschen länger als sechs Monate von dem für das Lebensalter typischen Zustand abweicht und dadurch die Teilhabe am Leben in der Gesellschaft beeinträchtigt ist.

b) Relevanz für Extrasystolen

- Extrasystolen müssen dauerhaft, erheblich belastend und mit einer Beeinträchtigung der

Lebensführung verbunden sein, um als Grundlage für einen GdB zu gelten.

- Häufig ist dies nur in Verbindung mit einer zugrunde liegenden **Herzerkrankung** oder anderen Einschränkungen möglich.

---

2. GdB für Herz-Kreislauf-Erkrankungen (inkl. Extrasystolen)

Die Bewertung des GdB bei Herzkrankheiten erfolgt nach den **Anhaltspunkten für die ärztliche Gutachtertätigkeit** (Versorgungsmedizinische Grundsätze). Extrasystolen werden dabei im Kontext der gesamten Herzfunktion beurteilt.

Relevante Faktoren für die GdB-Bewertung

1. **Häufigkeit und Schwere der Extrasystolen**:
   o Sind die Extrasystolen so häufig, dass sie die Lebensqualität erheblich beeinträchtigen (z. B. tägliche, spürbare Rhythmusstörungen)?
   o Treten Komplikationen wie ventrikuläre Tachykardien, Vorhofflimmern oder Kammerflimmern auf?
2. **Begleitende Erkrankungen**:
   o Liegt eine strukturelle Herzerkrankung (z. B. Kardiomyopathie, Herzinsuffizienz) vor?

- Sind die Extrasystolen mit anderen Herzrhythmusstörungen oder einer eingeschränkten Pumpfunktion verbunden?
3. **Symptome und Einschränkungen**:
   - Bestehen belastende Symptome wie Schwindel, Ohnmacht (Synkopen), Atemnot oder ständige Müdigkeit?
   - Führen die Extrasystolen zu Einschränkungen der körperlichen Belastbarkeit oder der Arbeitsfähigkeit?
4. **Therapie und Erfolg**:
   - Welche therapeutischen Maßnahmen sind erforderlich (z. B. Medikamente, Katheterablation)?
   - Führt die Behandlung zu einer Stabilisierung oder bleiben die Beschwerden bestehen?

Typische GdB-Werte für Herz-Kreislauf-Erkrankungen

- **GdB 10–20**:
  - Leichte Beeinträchtigungen der Herzfunktion ohne signifikante Einschränkungen der körperlichen Belastbarkeit.
  - Extrasystolen ohne strukturelle Herzerkrankung fallen meist in diesen Bereich.
- **GdB 30–40**:

- o Bei dauerhaften, belastenden Extrasystolen mit Symptomen (z. B. Schwindel) oder bei leichten strukturellen Herzerkrankungen.
- **GdB 50–100**:
  - o Schwere Herzrhythmusstörungen mit eingeschränkter Pumpfunktion, fortgeschrittener Herzinsuffizienz oder schwerwiegenden Symptomen.

---

3. Voraussetzungen für einen GdB-Antrag bei Extrasystolen

a) Medizinische Nachweise

- Ausführliche ärztliche Befunde sind essenziell, um die Auswirkungen der Extrasystolen auf die Lebensführung zu belegen.
- Relevante Unterlagen können umfassen:
  - o Langzeit-EKGs und Belastungs-EKGs.
  - o Ergebnisse von Echokardiographien oder MRTs des Herzens.
  - o Berichte über die Wirkung der Therapie (z. B. Medikamente, Ablation).

b) Zusammenhang mit anderen Erkrankungen

- Extrasystolen als isoliertes Symptom führen selten zu einem GdB.

- Sie können jedoch Teil einer komplexen Erkrankung sein, wie:
  o Kardiomyopathien.
  o Herzklappenfehlern.
  o Koronarer Herzkrankheit (KHK).

c) Beantragung

- Der Antrag auf Feststellung des GdB wird beim zuständigen Versorgungsamt gestellt.
- Wichtig ist eine klare Beschreibung, wie die Extrasystolen den Alltag einschränken (z. B. Arbeitsfähigkeit, soziale Teilhabe, körperliche Belastbarkeit).

---

4. Wann sind Extrasystolen keine Grundlage für einen GdB?

- **Gelegentliche, harmlos empfundene Extrasystolen**:
  o Diese fallen nicht unter den Begriff der Behinderung, da sie keine dauerhafte Beeinträchtigung der Lebensführung darstellen.
- **Keine nachgewiesene Einschränkung**:
  o Wenn die Extrasystolen gut therapierbar sind und keine relevanten Symptome auftreten, wird ein GdB in der Regel nicht bewilligt.

5. Fazit

- Extrasystolen können als Behinderung anerkannt werden, wenn sie:
  - Dauerhaft und erheblich belastend sind.
  - Mit anderen Herzerkrankungen oder schwerwiegenden Symptomen einhergehen.
- Der GdB richtet sich nach der Häufigkeit, den Begleitsymptomen und der zugrunde liegenden Herzgesundheit.
- Bei gelegentlichen und harmlosen Extrasystolen ist eine Anerkennung als Behinderung nicht zu erwarten. Für Menschen mit schweren Herzrhythmusstörungen oder zusätzlichen Erkrankungen kann ein GdB jedoch hilfreich sein, um Unterstützung und Nachteilsausgleiche zu erhalten.

Zusammenhang zwischen Entzündungen und Extrasystolen

Entzündungen spielen eine bedeutende Rolle bei der Entstehung und Verstärkung von Extrasystolen, insbesondere wenn sie das Herzgewebe direkt oder indirekt beeinflussen. Im Folgenden werden die wissenschaftlichen Zusammenhänge erläutert und praktische Konsequenzen für Betroffene aufgezeigt.

---

1. Entzündungen und ihre Wirkung auf das Herz

a) Direkte Auswirkungen auf das Herzgewebe

- **Myokarditis (Herzmuskelentzündung):**
    - Eine Entzündung des Herzmuskels kann durch Viren, Bakterien, Autoimmunreaktionen oder toxische Substanzen ausgelöst werden.
    - Sie führt zu einer Schädigung der Herzmuskelzellen und einer erhöhten elektrischen Instabilität, die Extrasystolen und andere Herzrhythmusstörungen begünstigt.
    - Symptome: Müdigkeit, Brustschmerzen, Atemnot, häufig begleitet von Herzrhythmusstörungen.
- **Perikarditis (Entzündung des Herzbeutels):**

- Eine Entzündung des Perikards kann ebenfalls Extrasystolen auslösen, da sie die Herzfunktion beeinträchtigt und die Nervenaktivität rund um das Herz beeinflusst.
- **Fibrosebildung**:
  - Chronische Entzündungen können zu einer Vernarbung (Fibrose) des Herzgewebes führen, was die elektrische Signalübertragung stört und die Entstehung von Extrasystolen erleichtert.

b) Systemische Entzündungen und Herzrhythmus

- **Chronische systemische Entzündungen**:
  - Erkrankungen wie Rheumatoide Arthritis, Lupus oder chronisch-entzündliche Darmerkrankungen (z. B. Morbus Crohn, Colitis ulcerosa) erhöhen die Entzündungsmarker im Blut (z. B. CRP, Interleukin-6), was die Herzfunktion beeinflussen kann.
  - Entzündungsmediatoren können die elektrische Stabilität des Herzens stören, wodurch Extrasystolen häufiger auftreten.
- **Infektionen und Fieber**:
  - Allgemeine Infektionen oder fiebrige Erkrankungen können das autonome Nervensystem aktivieren und die

Herzfrequenz sowie die Erregbarkeit der Herzmuskelzellen erhöhen.

2. Wissenschaftliche Verbindungen

- **CRP (C-reaktives Protein) und Herzrhythmusstörungen**:
  - o Studien zeigen, dass erhöhte CRP-Werte (ein Marker für Entzündungen) mit einem höheren Risiko für Herzrhythmusstörungen, einschließlich Extrasystolen, assoziiert sind.
  - o Hohe CRP-Werte können auf eine systemische Entzündung oder spezifische Herzentzündung hindeuten.
- **Interleukin-6 und TNF-α**:
  - o Diese entzündlichen Zytokine beeinflussen die Kalzium- und Natriumkanäle der Herzmuskelzellen, was die elektrische Instabilität des Herzens erhöhen kann.
- **Autoimmunerkrankungen**:
  - o Patienten mit Autoimmunerkrankungen weisen häufig Herzrhythmusstörungen auf, da entzündliche Prozesse das Herzgewebe angreifen.

3. Bedeutung für Betroffene

a) Erhöhte Anfälligkeit für Extrasystolen

- Entzündungen, ob akut oder chronisch, können die Herzmuskelerregung erhöhen und Extrasystolen auslösen.
- Betroffene mit systemischen Entzündungen (z. B. Arthritis, Lupus) oder akuten Infektionen haben ein höheres Risiko für vorübergehende oder anhaltende Extrasystolen.

b) Hinweis auf zugrunde liegende Erkrankungen

- Häufige oder neu auftretende Extrasystolen können ein Hinweis auf eine entzündliche Erkrankung des Herzens sein (z. B. Myokarditis).
- Regelmäßige Extrasystolen in Kombination mit systemischen Entzündungszeichen (Fieber, Gelenkschmerzen, erhöhte CRP-Werte) sollten ärztlich abgeklärt werden.

c) Einfluss der Lebensführung

- Chronische Entzündungen werden durch ungesunde Lebensgewohnheiten wie Rauchen, Alkoholkonsum, Bewegungsmangel oder eine entzündungsfördernde Ernährung (z. B. Zucker, Transfette) verstärkt, was Extrasystolen begünstigen kann.

4. Was können Betroffene tun?

a) Ärztliche Abklärung

- **Diagnostik bei Entzündungen und Extrasystolen**:
    - Bluttests: Überprüfung von Entzündungsmarkern wie CRP, Blutsenkungsgeschwindigkeit (BSG) und weißen Blutkörperchen (Leukozyten).
    - Herzuntersuchungen: Langzeit-EKG, Echokardiographie, ggf. Kardio-MRT bei Verdacht auf Myokarditis.
- **Wichtig**: Neu auftretende Extrasystolen während oder nach einer Infektion sollten immer ärztlich abgeklärt werden, um eine Herzbeteiligung auszuschließen.

b) Entzündungshemmende Maßnahmen

1. **Behandlung von Infektionen**:
    - Akute Infektionen, die mit Extrasystolen einhergehen, sollten konsequent behandelt werden (z. B. durch Antibiotika bei bakteriellen Infektionen).
2. **Entzündungshemmende Medikamente**:
    - Bei systemischen Erkrankungen (z. B. Rheumatoide Arthritis) können entzündungshemmende Medikamente wie Kortikosteroide oder TNF-α-

Inhibitoren die Symptome und die Häufigkeit von Extrasystolen reduzieren.

c) Lebensstil und Prävention

1. **Ernährung**:
   - o Eine entzündungshemmende Ernährung hilft, chronische Entzündungen zu reduzieren:
     - Reich an Omega-3-Fettsäuren (Fisch, Leinsamen, Walnüsse).
     - Obst und Gemüse mit hohem Antioxidantiengehalt (Beeren, Spinat, Brokkoli).
     - Vollkornprodukte und Hülsenfrüchte.
     - Verzicht auf verarbeitete Lebensmittel, Zucker und Transfette.

2. **Stressmanagement**:
   - o Chronischer Stress erhöht die Entzündungsreaktion im Körper. Techniken wie Yoga, Meditation oder Atemübungen können helfen.

3. **Regelmäßige Bewegung**:
   - o Moderate Bewegung reduziert systemische Entzündungen, stärkt das Herz und kann Extrasystolen vorbeugen.

4. **Schlafqualität:**
   o Ausreichender und erholsamer Schlaf ist essenziell, da Schlafmangel Entzündungen fördern kann.

---

5. Fazit

Entzündungen können Extrasystolen durch direkte Schäden am Herzmuskel, Beeinträchtigung der elektrischen Signalübertragung und systemische Entzündungsreaktionen auslösen oder verstärken. Betroffene sollten Entzündungszeichen ernst nehmen und ärztlich abklären lassen, insbesondere wenn Extrasystolen in Kombination mit Fieber, Müdigkeit oder Brustschmerzen auftreten. Mit einer entzündungshemmenden Lebensweise und gezielter medizinischer Therapie lassen sich sowohl die Entzündung als auch die Extrasystolen oft wirksam kontrollieren.

Extrasystolen und das Risiko für plötzlichen Herztod: Wissenschaftliche und mathematische Perspektive

Extrasystolen treten bei vielen Menschen, auch herzgesunden, auf und sind in den meisten Fällen harmlos. Allerdings hängt das Risiko eines plötzlichen Herztodes (SCD, Sudden Cardiac Death) von der zugrunde liegenden Herzgesundheit und den spezifischen Eigenschaften der Extrasystolen ab. Wissenschaftlich und mathematisch betrachtet ist das Risiko für herzgesunde Menschen mit Extrasystolen nicht signifikant erhöht, während es bei bestimmten Risikogruppen gesteigert sein kann.

---

1. Wissenschaftliche Erkenntnisse: Extrasystolen und das Herztodrisiko

a) Herzgesunde Menschen mit Extrasystolen

- **Häufigkeit von Extrasystolen**: Studien zeigen, dass 50–75 % der herzgesunden Menschen im Langzeit-EKG gelegentlich supraventrikuläre oder ventrikuläre Extrasystolen (VES) aufweisen.
- **Risiko**: Bei Menschen ohne strukturelle Herzerkrankungen und normaler Herzfunktion erhöhen Extrasystolen das Risiko eines plötzlichen Herztodes **nicht**.

- **Erklärung**:
  - o Extrasystolen gelten bei herzgesunden Menschen als funktionelle Rhythmusstörung, oft ausgelöst durch Stress, Koffein oder Elektrolytverschiebungen.
  - o Es fehlt eine pathologische Grundlage, die zu schwerwiegenden Arrhythmien führen könnte.

b) Menschen mit Herzerkrankungen

Bei Menschen mit zugrunde liegenden Herzkrankheiten, wie Kardiomyopathien oder nach einem Herzinfarkt, können Extrasystolen ein Hinweis auf ein erhöhtes Risiko sein:

1. **Ventrikuläre Extrasystolen (VES)**:
   - o Häufige VES, insbesondere wenn sie aus verschiedenen Ursprungsorten stammen (polymorph), können auf eine elektrische Instabilität des Herzens hindeuten.
   - o Sie können Vorläufer schwerwiegender Arrhythmien wie ventrikulärer Tachykardie oder Kammerflimmern sein.
2. **Korrelation mit strukturellen Herzerkrankungen**:
   - o Bei Patienten mit einer reduzierten Ejektionsfraktion (EF) des Herzens (<40 %) oder Narbengewebe (z. B. nach

Myokardinfarkt) steigt das Risiko, dass Extrasystolen in lebensbedrohliche Rhythmusstörungen übergehen.

3. **Mathematisch-epidemiologische Studien**:
    o Eine Meta-Analyse von VES-Studien ergab, dass bei Patienten mit strukturellen Herzerkrankungen häufige VES (>10.000/24 Stunden) das Risiko eines plötzlichen Herztodes um das **2- bis 3-Fache** erhöhen können.

---

2. Risikobewertung: Extrasystolen und Herztod

a) Kriterien zur Risikoabschätzung

Das Risiko für einen plötzlichen Herztod hängt von mehreren Faktoren ab:

1. **Herzgesundheit**:
    o Normal strukturierte Herzen haben ein sehr niedriges Risiko, unabhängig von Extrasystolen.
2. **Eigenschaften der Extrasystolen**:
    o Einzelne, monomorphe Extrasystolen: Geringes Risiko.
    o Polymorphe, gruppierte oder salvenartige Extrasystolen: Höheres Risiko, insbesondere bei zugrunde liegenden Erkrankungen.

3. **Zusätzliche Faktoren**:
   - Häufigkeit der Extrasystolen (>10–15 % der Herzschläge).
   - Auftreten in der Erholungsphase nach Belastung (prognostisch ungünstig).
   - Kombination mit Synkopen (Bewusstlosigkeit) oder eingeschränkter Pumpfunktion.

b) Mathematisches Modell der Risikoabschätzung

- Studien zur langfristigen Überwachung von Patienten mit und ohne Herzerkrankungen zeigen:
  - Bei herzgesunden Menschen mit VES liegt das jährliche Risiko für einen plötzlichen Herztod bei <0,1 %.
  - Bei Menschen mit strukturellen Herzerkrankungen und häufigen VES steigt das Risiko auf 3–10 %, je nach Schweregrad der Grunderkrankung.

3. Klinische Studien und Daten

a) Framingham Heart Study

- Diese Langzeitstudie untersuchte den Zusammenhang zwischen ventrikulären Extrasystolen und Sterblichkeit.

- Ergebnisse:
  - Bei Menschen ohne Herzkrankheiten waren VES nicht mit einem erhöhten Sterblichkeitsrisiko verbunden.
  - Bei Menschen mit Herzerkrankungen (z. B. Herzinsuffizienz) erhöhten VES das Risiko für plötzlichen Herztod signifikant.

b) Meta-Analyse zur Langzeitprognose

- Eine umfassende Analyse zeigte:
  - Herzgesunde Personen mit Extrasystolen haben keine erhöhte Mortalität.
  - Bei Patienten mit Kardiomyopathien, KHK oder Myokardinfarkt waren häufige VES ein Prädiktor für kardiovaskuläre Ereignisse und den plötzlichen Herztod.

---

4. Bedeutung für Betroffene

Für herzgesunde Menschen

- Einzelne oder gelegentliche Extrasystolen sind bei herzgesunden Menschen harmlos und erfordern keine spezielle Therapie.

- Betroffene können durch Lebensstiländerungen (z. B. Stressreduktion, Verzicht auf Nikotin und Alkohol) die Häufigkeit reduzieren.

Für Menschen mit Herzerkrankungen

- Extrasystolen sollten bei strukturellen Herzkrankheiten ernst genommen werden, insbesondere wenn sie häufig auftreten oder mit Symptomen wie Schwindel oder Synkopen einhergehen.
- In diesen Fällen können weitere diagnostische Maßnahmen wie Langzeit-EKG, Belastungs-EKG oder eine elektrophysiologische Untersuchung (EPU) erforderlich sein.

---

5. Fazit

a) Für herzgesunde Menschen: Kein erhöhtes Risiko

Mathematische und wissenschaftliche Studien zeigen, dass Extrasystolen bei herzgesunden Menschen kein erhöhtes Risiko für einen plötzlichen Herztod darstellen.

b) Für Menschen mit Herzerkrankungen: Abhängig von den Umständen

- Extrasystolen bei Menschen mit Herzerkrankungen können das Risiko erhöhen, insbesondere bei häufigen, polymorphen oder gruppierten Extrasystolen.
- Hier ist eine engmaschige kardiologische Überwachung und ggf. eine Behandlung (z. B. Antiarrhythmika, Katheterablation, ICD-Implantation) notwendig.

Die entscheidende Frage, ob Extrasystolen gefährlich sind, hängt maßgeblich von der zugrunde liegenden Herzgesundheit ab. Herzgesunde Menschen können in der Regel beruhigt sein, während bei Menschen mit Herzerkrankungen eine gründliche Diagnostik erforderlich ist, um das Risiko zu minimieren.

Unterschiedliches Risiko durch Extrasystolen für Männer und Frauen

Extrasystolen treten sowohl bei Männern als auch bei Frauen auf, und in den meisten Fällen sind sie harmlos. Es gibt jedoch geschlechtsspezifische Unterschiede im Risiko und in den Umständen, unter denen Extrasystolen auftreten können, insbesondere in besonderen Phasen wie der Schwangerschaft. Im Folgenden werden diese Unterschiede wissenschaftlich erläutert.

---

1. Männer und Extrasystolen

a) Häufigkeit und Charakteristik

- **Ventrikuläre Extrasystolen (VES):**
  - Männer neigen häufiger zu ventrikulären Extrasystolen, insbesondere bei zugrunde liegenden strukturellen Herzerkrankungen wie Kardiomyopathien oder koronarer Herzkrankheit (KHK).
  - Studien zeigen, dass Männer eine höhere Prävalenz von VES aufweisen als Frauen, was mit hormonellen und physiologischen Unterschieden zusammenhängt.

- **Größeres Risiko bei Herzerkrankungen:**
  - Bei Männern ist das Risiko, dass häufige ventrikuläre Extrasystolen in schwerwiegendere Arrhythmien wie ventrikuläre Tachykardien oder Kammerflimmern übergehen, höher, insbesondere bei bestehender Herzinsuffizienz oder nach einem Herzinfarkt.
  - Mögliche Ursachen: Größeres Herzvolumen und andere elektrische Eigenschaften des männlichen Herzens.

b) Besondere Risiken

- **KHK und Extrasystolen:**
  - Männer haben ein höheres Risiko für koronare Herzkrankheit, die ein bedeutender Auslöser für ventrikuläre Extrasystolen ist.
  - Extrasystolen können ein Hinweis auf eine zugrunde liegende Ischämie sein und sollten bei Männern mit weiteren Symptomen (z. B. Brustschmerzen, Atemnot) ärztlich abgeklärt werden.
- **Lebensstil und Trigger:**
  - Männer sind häufiger von Lebensstilfaktoren wie Rauchen, exzessivem Alkoholkonsum und Stress betroffen, die Extrasystolen begünstigen können.

2. Frauen und Extrasystolen

a) Häufigkeit und Charakteristik

- **Supraventrikuläre Extrasystolen (SVES):**
  - Frauen berichten häufiger über supraventrikuläre Extrasystolen, die vom Vorhof ausgehen. Diese sind oft harmlos und werden stärker wahrgenommen, da Frauen eine höhere Sensibilität für Herzrhythmusstörungen zeigen.
- **Wahrnehmung und Stress:**
  - Frauen neigen dazu, Extrasystolen stärker wahrzunehmen, was Angst und Stress verstärken kann, die wiederum die Häufigkeit von Extrasystolen erhöhen.

b) Besondere Risiken während der Schwangerschaft

- **Physiologische Veränderungen:**
  - Während der Schwangerschaft erfährt das Herz-Kreislauf-System erhebliche Anpassungen, einschließlich eines erhöhten Blutvolumens, einer gesteigerten Herzfrequenz und hormoneller Veränderungen (z. B. Anstieg von Progesteron und Östrogen). Diese können die elektrische Aktivität

des Herzens beeinflussen und Extrasystolen fördern.

- **Elektrolytstörungen**:
  - ○ Schwangerschaftsbedingte Veränderungen im Elektrolythaushalt (z. B. Kalium, Magnesium) können Extrasystolen auslösen oder verstärken.
- **Stress und Belastung**:
  - ○ Psychischer und körperlicher Stress während der Schwangerschaft kann das autonome Nervensystem beeinflussen und Extrasystolen begünstigen.
- **Herzerkrankungen in der Schwangerschaft**:
  - ○ Bei vorbestehenden Herzerkrankungen (z. B. Kardiomyopathie) oder Schwangerschafts-komplikationen wie Präeklampsie können Extrasystolen ein Anzeichen für eine erhöhte Herzbelastung sein.

c) Risiken nach der Menopause

- **Hormonschwankungen**:
  - ○ Nach der Menopause kann ein Abfall der Östrogenspiegel die elektrische Stabilität des Herzens beeinträchtigen, was Extrasystolen fördern könnte.
- **Erhöhtes Risiko für KHK**:
  - ○ Mit zunehmendem Alter und nach der Menopause steigt das Risiko für koronare Herzkrankheiten, die

ventrikuläre Extrasystolen auslösen können.

3. Vergleich Männer und Frauen

Aspekt	Männer	Frauen
Extrasystolen-Typ	Häufiger ventrikuläre Extrasystolen (VES).	Häufiger supraventrikuläre Extrasystolen (SVES).
Risikofaktoren	Koronare Herzkrankheit, Herzinfarkt, Rauchen, Stress.	Hormonelle Schwankungen (z. B. Schwangerschaft, Menopause).
Wahrnehmung	Oft weniger stark wahrgenommen.	Höhere Sensibilität für Extrasystolen, häufig mit Angst verbunden.
Schwangerschaftsrisiko	Nicht zutreffend.	Erhöhte Extrasystolen-Frequenz durch hormonelle und hämodynamische Veränderungen.
Herz-Kreislauf-Erkrankungen	Höheres Risiko für plötzlichen Herztod bei Herzerkrankungen.	Geringeres Risiko bei Herzgesunden, höher bei Schwangerschaftskomplikationen.

4. Was bedeutet dies für Betroffene?

a) Männer

- **Regelmäßige Vorsorge**: Männer mit häufigen ventrikulären Extrasystolen sollten auf zugrunde liegende Herzerkrankungen wie KHK oder Kardiomyopathien untersucht werden.
- **Lebensstil verbessern**: Reduktion von Risikofaktoren wie Rauchen, Alkohol, ungesunde Ernährung und Stress ist entscheidend.
- **Symptome ernst nehmen**: Insbesondere bei Brustschmerzen, Atemnot oder anderen Symptomen einer Ischämie.

b) Frauen

- **Schwangerschaft**: Frauen mit Extrasystolen in der Schwangerschaft sollten ihre Herzgesundheit engmaschig überwachen lassen, insbesondere wenn Symptome wie Atemnot oder Schwindel auftreten.
- **Hormonelle Einflüsse beachten**: Extrasystolen während hormoneller Veränderungen (z. B. Menopause) können verstärkt auftreten, sind aber meist harmlos.
- **Psychische Gesundheit**: Da Frauen Extrasystolen oft stärker wahrnehmen, sind Stressmanagement und Entspannungstechniken hilfreich.

5. Fazit

- **Männer**: Ein besonderes Risiko besteht vor allem bei ventrikulären Extrasystolen und zugrunde liegenden Herzerkrankungen wie KHK. Regelmäßige kardiologische Untersuchungen und ein gesunder Lebensstil sind entscheidend.
- **Frauen**: Während der Schwangerschaft und bei hormonellen Veränderungen können Extrasystolen häufiger auftreten. In den meisten Fällen sind sie harmlos, sollten jedoch bei bestehenden Herzerkrankungen überwacht werden.
- **Schlussfolgerung**: Bei Männern und Frauen hängt das Risiko primär von der zugrunde liegenden Herzgesundheit ab. Eine individuelle Bewertung durch einen Kardiologen ist bei auffälligen Extrasystolen oder begleitenden Symptomen unerlässlich.

Traumreise: Das Leben genießen – trotz Extrasystolen

Setzen oder legen Sie sich bequem hin, an einem Ort, an dem Sie sich wohl und sicher fühlen. Schließen Sie die Augen und lassen Sie den Alltag hinter sich. Spüren Sie den Boden unter sich, der Sie trägt, und atmen Sie tief ein und aus. Diese Traumreise führt Sie an einen Ort der Ruhe, Freude und Gelassenheit – einen Ort, an dem Ihre Extrasystolen keine Macht über Sie haben und Sie das Leben in seiner vollen Schönheit genießen.

---

1. Ankommen und Loslassen

Mit jedem Atemzug, den Sie nehmen, spüren Sie, wie sich Ihr Körper entspannt. Atmen Sie tief ein – und lassen Sie beim Ausatmen alles los, was Sie belastet. Spüren Sie, wie mit jedem Atemzug die Spannung in Ihrem Körper nachlässt und wie Ihr Herz einen ruhigen, gleichmäßigen Rhythmus findet. Selbst wenn da ein kleines Stolpern ist, ein zusätzliches Klopfen – es gehört zu Ihnen, und es ist in Ordnung. Lassen Sie es einfach da sein, ohne es zu bewerten.

Stellen Sie sich vor, dass Sie in einen warmen, sanften Raum eintreten. Dieser Raum ist erfüllt von Licht, das beruhigend und schützend auf Sie wirkt. Hier sind Sie sicher. Hier ist Ihr Herz in Frieden.

2. Der Ort der Freude

Jetzt, da Sie sich ruhig und geborgen fühlen, stellen Sie sich einen Ort vor, an dem Sie sich vollkommen wohl und glücklich fühlen. Es kann ein Ort aus Ihrer Erinnerung sein oder ein Ort, den Sie sich erträumen – vielleicht ein sonniger Strand mit glitzerndem Wasser, eine grüne Wiese mit duftenden Blumen oder ein gemütlicher Platz in den Bergen.

Sie stehen an diesem Ort und fühlen die warme Sonne auf Ihrer Haut, hören das beruhigende Rauschen der Natur um Sie herum. Die sanfte Brise, die Sie streichelt, erinnert Sie daran, wie lebendig Sie sind. Ihr Herz schlägt – mal ruhig, mal mit einem kleinen Extraschlag – und doch trägt es Sie durch dieses Leben, durch all die schönen und besonderen Momente.

---

3. Das Leben im Rhythmus spüren

Setzen Sie sich an diesem Ort hin oder legen Sie sich ins Gras oder den Sand. Spüren Sie, wie Ihr Atem mit dem Rhythmus der Welt um Sie herum verschmilzt. Mit jedem Einatmen spüren Sie, wie sich Ihr Körper mit Lebensfreude füllt. Mit jedem Ausatmen lassen Sie alle Ängste und Sorgen los.

Ihr Herz, das ab und zu einen Stolperer einlegt, ist kein Feind. Es ist Ihr Begleiter. Es arbeitet unermüdlich für Sie, um Ihnen dieses Leben zu ermöglichen. Jeder

Schlag – ob regelmäßig oder unregelmäßig – ist ein Zeichen dafür, dass Sie leben, dass Sie fühlen, dass Sie genießen dürfen.

---

4. Die Schönheit der kleinen Momente

Schauen Sie sich an Ihrem Traumort um. Was sehen Sie? Vielleicht die Farben der Natur, das Spiel des Lichts, die Bewegung der Blätter oder das Funkeln des Wassers. Hören Sie, wie die Klänge um Sie herum eine Melodie bilden – das Singen der Vögel, das sanfte Rauschen des Windes. Alles ist harmonisch, und Sie sind ein Teil dieser Harmonie.

Jetzt nehmen Sie etwas in die Hand – vielleicht eine kleine Blume, einen Stein oder einfach nur eine Handvoll Sand. Spüren Sie die Textur, die Leichtigkeit oder Schwere. Dieses kleine Objekt erinnert Sie daran, dass das Leben aus vielen kleinen, kostbaren Momenten besteht, die Sie spüren und erleben dürfen, egal wie Ihr Herz schlägt.

---

5. Dankbarkeit für den Augenblick

Nehmen Sie sich einen Moment, um Ihrem Herzen zu danken. Es schlägt, es arbeitet für Sie, es gibt Ihnen die Möglichkeit, genau hier zu sein – in diesem Moment, an diesem Ort. Sagen Sie sich innerlich: **„Ich bin dankbar** für mein Herz. Ich bin dankbar für mein Leben. Ich lasse los, was mich belastet, und öffne mich der Freude des Augenblicks."

Spüren Sie, wie diese Dankbarkeit wie eine warme Welle durch Ihren Körper fließt. Mit jedem Atemzug breitet sie sich aus, bis Sie vollständig davon durchdrungen sind.

---

6. Zurückkehren in den Alltag – mit Freude im Herzen

Langsam und sanft bereiten Sie sich darauf vor, zurückzukehren. Sie wissen, dass Sie diesen Ort der Ruhe und Freude jederzeit wieder besuchen können, wenn Sie es brauchen. Sie müssen nur die Augen schließen und an die Schönheit und Leichtigkeit des Lebens denken.

Mit jedem Atemzug kommen Sie ein Stück mehr in den Raum zurück, in dem Sie sich befinden. Bewegen Sie sanft Ihre Finger und Zehen, strecken Sie sich, wenn Sie möchten. Öffnen Sie die Augen und nehmen Sie die Umgebung wieder wahr.

Abschlussgedanken

Ihr Herz, mit all seinen Besonderheiten, trägt Sie durch das Leben. Es ist nicht perfekt, aber es ist lebendig – genau wie Sie. Extrasystolen mögen Sie manchmal verunsichern, aber sie sind kein Hindernis dafür, das Leben zu genießen. Lassen Sie sich von Ihrem Herzen führen, vertrauen Sie ihm, und schenken Sie sich selbst die Freude, jeden Moment in seiner Fülle zu erleben.

Mein Herz – Mein persönliches Naturwunder

Das Herz ist ein wahres Wunderwerk der Natur, ein lebenslanger Begleiter, der uns Tag für Tag, Schlag für Schlag, in Bewegung hält. Es arbeitet unermüdlich, ohne dass wir darüber nachdenken müssen, und erfüllt uns mit Leben. In seinem ständigen Rhythmus schlägt es für uns fast drei Milliarden Mal im Laufe eines durchschnittlichen Lebens und pumpt dabei unglaubliche 206 Millionen Liter Blut durch unseren Körper. Diese Zahlen sind nicht nur beeindruckend, sondern auch ein Grund, das Herz als das zu sehen, was es ist: ein persönliches Naturwunder, das uns durch die Höhen und Tiefen des Lebens trägt.

Das Herz als Mittelpunkt des Lebens

Das Herz beginnt zu schlagen, noch bevor wir geboren werden, etwa in der vierten Schwangerschaftswoche. Es begleitet uns vom ersten Augenblick unseres

Daseins bis zu unserem letzten Atemzug. Dabei schlägt es in einem zuverlässigen Rhythmus, der sich unserem Leben anpasst. Ob in Ruhe, bei Bewegung oder in aufregenden Momenten – das Herz reagiert flexibel auf unsere Bedürfnisse. Es sorgt dafür, dass jede Zelle in unserem Körper mit Sauerstoff und Nährstoffen versorgt wird, die sie benötigt, um zu funktionieren.

Die statistischen Zahlen dazu sind erstaunlich: Mit durchschnittlich 70 Schlägen pro Minute schlägt unser Herz pro Tag etwa 100.000 Mal. Pro Jahr sind das rund 36,5 Millionen Schläge. Wenn man diese Zahlen über ein durchschnittliches Leben von 80 Jahren hinweg betrachtet, kommt man auf etwa 2,95 Milliarden Schläge. Das Herz zeigt damit eine unermüdliche Ausdauer, die weit über das hinausgeht, was jede Maschine jemals leisten könnte.

Ein Motor der Superlative

Das Herz ist jedoch nicht nur ein verlässlicher Taktgeber, sondern auch eine äußerst leistungsfähige Pumpe. Mit jedem Schlag fördert es etwa 70 Milliliter Blut – genug, um ein kleines Glas zu füllen. Auf den Tag gerechnet pumpt das Herz somit etwa 7.000 Liter Blut durch unser Kreislaufsystem. Diese Menge reicht aus, um ein großes Schwimmbecken in wenigen Wochen zu füllen.

Über ein gesamtes Leben hinweg kommen etwa 206 Millionen Liter Blut zusammen. Das entspricht der Füllung von mehr als 82 olympischen Schwimmbecken. Diese beeindruckende Leistung ist möglich, weil das Herz so perfekt konstruiert ist: ein muskuläres Organ, das auf Effizienz und Beständigkeit ausgelegt ist.

Ein Herz für die Ewigkeit

Das Herz funktioniert wie ein autonomer Motor, der nie eine Pause braucht. Es zieht sich zusammen, entspannt sich und wiederholt diesen Vorgang Tausende Male am Tag. Die Energie für diese Arbeit zieht es aus dem Blut selbst, das es durch den Körper pumpt. Es ist ein Organ, das sich selbst erhält, und das uns mit einer Kraft am Leben hält, die oft als selbstverständlich angesehen wird.

Diese Selbstverständlichkeit sollten wir jedoch hinterfragen. In jedem Moment, in dem unser Herz schlägt, zeigt es uns, dass wir leben. Es ist nicht nur eine biologische Pumpe, sondern auch ein Symbol für Vitalität, Liebe und Emotionen. Wir spüren unser Herz in aufregenden Momenten, wenn es schneller schlägt, oder in Ruhephasen, wenn es ruhig und gleichmäßig pulsiert. Es ist ein stiller Begleiter, der uns nie im Stich lässt.

Das Herz und die Magie der Bewegung

Das Herz ist auch ein Organ, das mit uns wächst und sich anpasst. Wenn wir aktiv sind, zum Beispiel beim Sport, schlägt unser Herz schneller, um mehr Sauerstoff und Energie bereitzustellen. Sport und Bewegung stärken das Herz und machen es widerstandsfähiger. Ein trainiertes Herz schlägt effizienter, was bedeutet, dass es mit weniger Schlägen die gleiche Menge Blut fördern kann. Das ist ein weiterer Beweis für die unglaubliche Anpassungsfähigkeit dieses Organs.

Auch wenn das Herz in Ruhe durchschnittlich 70 Mal pro Minute schlägt, kann es in intensiven Situationen – wie beim Laufen oder in emotionalen Momenten – auf bis zu 200 Schläge pro Minute beschleunigen. Diese Flexibilität ist entscheidend für unser Überleben und zeigt die Brillanz, mit der unser Herz arbeitet.

Die emotionale Dimension des Herzens

Das Herz hat nicht nur eine physiologische, sondern auch eine symbolische Bedeutung. Es ist das Organ, mit dem wir Liebe, Freude und Mitgefühl assoziieren. Wenn wir verliebt sind, „klopft" das Herz schneller, und bei emotionalen Momenten spüren wir es stärker. Dieser Zusammenhang zwischen Gefühlen und dem Herzen ist tief in unserer Kultur und Sprache verwurzelt.

Die Wissenschaft zeigt, dass Emotionen tatsächlich Einfluss auf die Herzgesundheit haben. Stress oder Angst können den Herzschlag beschleunigen, während Entspannungstechniken wie Meditation oder tiefe Atemübungen das Herz beruhigen und ihm helfen, effizienter zu arbeiten. Diese Verbindung zwischen Geist und Herz macht es zu einem Organ, das weit über die reine Biologie hinausgeht.

Ein Herz für jeden Moment

Unser Herz erinnert uns daran, dass das Leben im Hier und Jetzt stattfindet. Mit jedem Schlag gibt es uns eine weitere Chance, den Augenblick zu genießen. Es erinnert uns daran, dass wir lebendig sind, dass wir fühlen und dass wir die Welt um uns herum wahrnehmen können. Selbst wenn das Herz manchmal stolpert – etwa in Form von Extrasystolen – zeigt es uns, dass es arbeitet, dass es da ist, dass es lebt.

Extrasystolen sind kleine zusätzliche Herzschläge, die uns manchmal aus dem Rhythmus bringen. Doch sie sind in den meisten Fällen harmlos. Sie erinnern uns daran, wie wertvoll und sensibel das Herz ist, und dass es Aufmerksamkeit verdient. Diese Stolperer sind kein Grund zur Sorge, sondern eine Einladung, bewusster auf unser Herz zu hören und gut für es zu sorgen.

Ein Herz für die Zukunft

Während die Medizin und Wissenschaft immer mehr über das Herz lernen, bleibt es ein Organ voller Geheimnisse. Mit jeder Entdeckung zeigt es uns, wie außergewöhnlich es ist. Wir wissen, wie wir es stärken und schützen können – durch gesunde Ernährung, regelmäßige Bewegung, Stressmanagement und ausreichend Schlaf.

Unser Herz ist nicht nur ein Teil unseres Körpers, sondern ein Symbol für unser Leben. Es schlägt für uns, auch wenn wir schlafen, und erinnert uns daran, dass jeder neue Tag eine Chance ist, das Leben in vollen Zügen zu genießen.

Das Herz feiern

Das Herz verdient es, gefeiert zu werden – nicht nur an einem bestimmten Tag, sondern jeden Tag. Es ist das Zentrum unseres Lebens, unser persönliches Naturwunder, das uns mit jedem Schlag daran erinnert, wie wertvoll das Leben ist. Wenn wir uns bewusst machen, wie hart unser Herz für uns arbeitet und wie viel es leistet, können wir es mit Dankbarkeit betrachten.

Lassen Sie Ihr Herz der Taktgeber für ein bewusstes Leben sein. Hören Sie auf seinen Rhythmus, spüren Sie seine Kraft und erinnern Sie sich daran, dass es Sie trägt – durch Freude, Liebe und Abenteuer. Ihr Herz ist nicht nur ein Organ, sondern ein Wunderwerk, das Sie durch jeden Augenblick Ihres Lebens begleitet. **Genießen Sie es, mit jedem (Extra-) Schlag.**

www.extrasystolen-forum.de

Seit vielen Jahren dient dieses Forum als Anlaufstelle für Betroffene von Extrasystolen.

Tauschen Sie sich aus – Sie betreten nicht nur eine Fundgrube mit tausenden von Beiträgen zum Thema, sondern lernen auch den Alltag, die Ängste und die Strategien anderer Betroffener kennen, deren Erfahrungen mit Diagnostik und Therapie – inklusive einer Rückmeldung zu erfolgreichen oder weniger erfolgreichen Maßnahmen.

Über dieses Buch wird sicherlich auch im Forum diskutiert und bei Rückfragen versuche ich, ebenfalls auf diesem Wege zu antworten.

Herzliche Grüße

Claus-Henning Grüger-Rörden